肝脏外科手术技巧

Aesthetics of Liver Surgery

主　编　高山忠利

主　审　唐　伟

主　译　宋天强　张　彤

副主译　武　强　张　伟

译　者　（按姓氏笔画排序）

王志刚　戈佳云　田秉璋　冯晓彬　成　伟　吕　昂　刘　晨　刘东明

孙　健　孙志鹏　李慧锴　宋培培　张　平　张　伟　张　彤　张宇华

张克明　张洪义　陈　璐　陈祖舜　武　强　周　迪　泽上辰夫　房　锋

项灿宏　赵　新　施智甜　袁荣发　袁联文　徐庆祥　唐　伟　唐浩文

黄纪伟　常仁安　崔云龙　麻　勇　储开建　蔡雨龙　廖　锐　穆　瀚

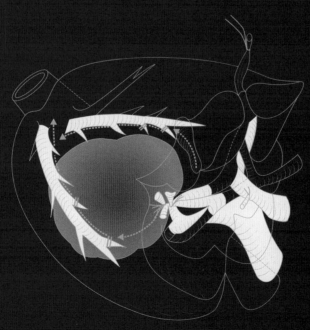

人民卫生出版社

·北京·

This is a translation of Japanese book titled
"Aesthetics of Liver Surgery"
ISBN 978-4-524-26254-0
©Nankodo Co., Ltd., 2022
Originally Published by Nankodo Co., Ltd., Tokyo, 2022
Simplified Chinese translation rights arranged with Nankodo Co., Ltd.

本书由 Nankodo Co., Ltd. 授权翻译自日文图书 *Aesthetics of Liver Surgery*（ISBN 978-4-524-26254-0），该书由日本 Nankodo Co., Ltd. 于 2022 年出版。

图书在版编目（CIP）数据

肝脏外科手术技巧 /（日）高山忠利主编；宋天强，张彤主译 . -- 北京 ： 人民卫生出版社，2024. 12.
ISBN 978-7-117-36940-4

Ⅰ. R657.3

中国国家版本馆 CIP 数据核字第 2024RX1417 号

人卫智网	www.ipmph.com	医学教育、学术、考试、健康，购书智慧智能综合服务平台
人卫官网	www.pmph.com	人卫官方资讯发布平台

图字：01-2023-2435 号

肝脏外科手术技巧
Ganzang Waike Shoushu Jiqiao

主　　译：宋天强　张　彤
出版发行：人民卫生出版社（中继线 010-59780011）
地　　址：北京市朝阳区潘家园南里 19 号
邮　　编：100021
E - mail：pmph @ pmph.com
购书热线：010-59787592　010-59787584　010-65264830
印　　刷：人卫印务（北京）有限公司
经　　销：新华书店
开　　本：889×1194　1/16　　印张：17
字　　数：514 千字
版　　次：2024 年 12 月第 1 版
印　　次：2024 年 12 月第 1 次印刷
标准书号：ISBN 978-7-117-36940-4
定　　价：198.00 元

打击盗版举报电话：010-59787491　E-mail：WQ @ pmph.com
质量问题联系电话：010-59787234　E-mail：zhiliang @ pmph.com
数字融合服务电话：4001118166　　E-mail：zengzhi @ pmph.com

■ 主 编

高山　忠利　Tadatoshi Takayama　日本大学副校长 / 日本大学综合科学研究所教授

■ 编 者（按编写顺序）

高山　忠利　Tadatoshi Takayama　日本大学副校长 / 日本大学综合科学研究所教授

山崎慎太郎　Shintaro Yamazaki　日本大学消化道外科副教授

吉田　　直　Nao Yoshida　日本大学消化道外科

小暮　公孝　Kimitaka Kogure　群马大学综合外科学助理研究员

森口　正伦　Masamichi Moriguchi　日本大学消化道外科

桧垣　时夫　Tokio Higaki　日本大学消化道外科诊疗教授

绿川　　泰　Yutaka Midorikawa　国立精神・神经医疗研究中心病院外科综合外科部长

佐野　　力　Tsuyoshi Sano　爱知医科大学消化道外科教授

青木　　优　Masaru Aoki　日本大学消化道外科诊疗副教授

中山　寿之　Hisashi Nakayama　日本大学消化道外科副教授

寺本　贤一　Kenichi Teramoto　日本大学消化道外科

三塚　裕介　Yusuke Mitsuka　日本大学消化道外科

阿部　勇人　Hayato Abe　日本大学消化道外科

藤崎　　滋　Shigeru Fujisaki　藤崎病院院长 / 日本大学客座教授

铃木　和喜　Kazuyoshi Suzuki　铃木外科病院院长 / 日本大学客座教授

荒牧　　修　Osamu Aramaki　日本大学消化道外科副教授

● 插 图（第 4~6 章：手术场景）

林　　健二　Kenji Hayashi

序　言

　　30 余年前，我突然收到 Claude Couinaud 教授（巴黎大学）的来信，称赞我在《美国外科医师学会杂志》(*J Am Coll Surg*) 上发表的新式"肝脏的高位背部切除术 / 肝尾状叶单独全切除术 high dorsal resection of the liver"。他在信中称赞道："高山术式，太神奇了！" 当时我 39 岁，在国立癌症中心师从幕内雅敏教授（后为东京大学教授），并立志成为一名肝脏外科医生的 11 年后，收到了来自世界肝脏病学权威专家的祝福，让我深受感动，至今仍记忆犹新。

　　手术（surgery）是一门集技术（art）与科学（science）于一体的学问。支撑技术的基本手法必须通过日常的训练被身体反射性地记忆，并且可以做到高精度地重复。同时，以科学为基础的应用手法，是运用智能的智力活动。我认为，手术的本质和艺术一样，在于整体的"美学"。手术质量是由手法的精确性、手术的流畅性、手术视野的完成度这 3 点来保证的。既往 40 年的外科医生生涯中感知到的是："如果手术进行得像河流中的水流一样有规律，在清晰的手术视野下尽可能地控制出血量以完成手术，那么患者将平稳度过围手术期"，这也是普遍的事实。

　　本书分为两部分：前半部分（第 1~4 章）为肝脏外科总论，后半部分（第 5~6 章）为肝脏外科手术汇编。本书涵盖了 18 种肝脏切除术式，以及肝脏移植手术包括活体左肝 - 右肝移植和全肝移植，基本上都是我在过去多年中执刀手术的病例。通常介绍手术的书籍是按照术式难度由低到高的顺序进行的，而本书是按照我首次执刀手术的顺序进行的，以期更具有实践意义。

　　本书中所有插图的原稿都是由我本人完成的。可以自豪地说，没有任何一本关于肝脏手术的书能以如此一致的方式详细介绍手术技术。恰逢 Couinaud 教授 100 周年诞辰之际将本书汇编出版，这也是一种神奇的缘分。

　　2021 年，我作为消化道外科主任教授迎来了退休，将从此放下手术刀。虽然我在 40 年的肝脏外科医生生涯中已经完成了 7 418 例肝脏手术，并取得了一定的成就，但距离完全理解外科手术这一目标还有一定的距离。这就是手术的博大精深！

　　我们希望这本书能够有助于提高年轻外科医生的外科技能，以尽可能地有益于患者的健康长寿。

2022 年 5 月

高山忠利

（宋培培 译，唐伟 校）

出 版 说 明

1. 关于缩略词或缩写词

为了不使文章过于繁杂,本书特别是第 5 章和第 6 章,以解剖用语为中心,大量使用缩略词或缩写词。以下总结了一些经常出现的内容,详细内容请参阅第 1 章。

中文(英文)名称	部位	部位缩写	个别的缩写
门静脉(portal vein, PV)	右(right) 左(left) 尾状叶(caudate lobe, CL)	RPV LPV CLPV	P5~P8 P2~P4 P1
肝动脉(hepatic artery, HA)	右(right) 左(left) 尾状叶(caudate lobe, CL)	RHA LHA CLHA	A5~A8 A2~A4 A1
肝静脉(hepatic vein, HV)	右(right) 下右(inferior right) 中(middle) 左(left) 尾状叶(caudate lobe, CL)	RHV iRHV MHV LHV CLHV PrHV[*2] SHV[*3]	V2~V8[*1] V1[*4]
胆管(bile duct, BD)	右(right) 左(left) 尾状叶(caudate lobe, CL)	RBD LBD CLBD	B5~B8 B2~B4 B1
下腔静脉(inferior vena cava, IVC)			
Glisson 鞘(Glisson's sheath)	S1~S8		G1~G8
肝段(segment)	1~8		S1~S8
肝细胞癌(hepatocellular carcinoma, HCC)			
肝内胆管癌(intrahepatic cholangiocarcinoma, ICC) (胆管细胞癌)			

[*1]:肝静脉有很多变异,所以除了尾状叶之外,不按部位区分,只注明各自的简称。

[*2]:PrHV: proper nepatic vein(尾状叶主肝静脉)。

[*3]:SHV: short hepatic vein(尾状叶肝短静脉)。

[*4]:在本文中,尾状叶肝静脉在许多情况下仅简单地称为 V1 进行讲解。

2. 关于手术篇（第 5 章和第 6 章）的解说

【第 5 章 肝切除】

- 所有的术式都由"病例→手术→结果"的流程构成。
- "病例"以术前检查和诊断为基础，提出高山制订的手术方案。"步骤"是手术过程的重点，是手术方案的相对战略具体化。"要点"是与术式有关的注意事项。
- "手术"对技术上重要的场景、各术式的难点等进行了详细的记载。系统的肝切除大致由肝门处理、肝游离、区域界定、肝离断 4 点组成，根据术式的不同，顺序的记载也很简单。这是为了将重心放在每个手术的特征区域界定和肝离断的记述上，同时避免重复。关于方法在第 4 章"B. 大手术，大切口"中有记载。
- 在"结果"中，作为手术的最终场面，提出了肝离断面和切除标本，如果能形成出血最少的美丽术野，围手术期就不会变得混乱。参考"高山的离断面"，读者自己写了"你的离断面"融入了想要美丽地完成的意图。

【第 6 章 肝移植】

- 活体肝移植的 2 个项目（左肝、右肝），大体上采用了以第 5 章为基准的"病例"开始的解说形式。全肝移植是典型的手术方法，高山的留学地博洛尼亚大学对此进行了解说。
- 活体肝移植的解说流程，在左肝、右肝的各个项目的开头部分的图表"移植肝小组的作用和流程"中体现。

3. 关于手术场景的插图

原则上统一了如下所示的颜色分类。

肝表面：█████，肝离断面：████，静脉（肝静脉、下腔静脉）：████，门静脉：████，动脉：████，胆管：████，肾上腺：████
韧带、筋膜：████，消化管（胃、十二指肠）：████

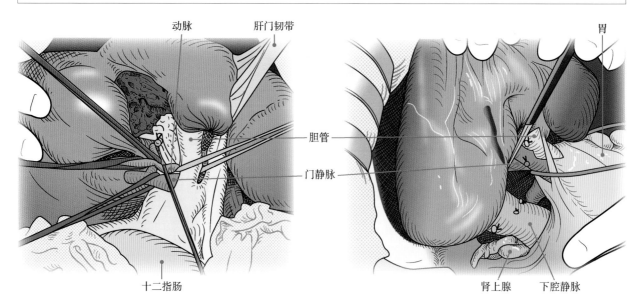

（宋培培 译，唐伟 校）

目　　录

引言　　　　　　　　　　　　　　　　　　　　　　高山忠利　　　　　　　**1**

第1章　肝脏手术的解剖学　　　　　　　　　　　　　　　　　　　　　**5**

　　A. 法国学派 vs 美国学派 ——————————高山忠利 ——————6

　　B. 外科解剖精讲 ————————————————高山忠利 ——————11

　　C. 触发肝静脉支 ————————————高山忠利·山崎慎太郎 ————15

　　D. 外科肝静脉的模拟 ——————————高山忠利·吉田　直 ————19

　　E. 深奥的尾状叶解剖 ——————————————小暮公孝 ——————21

　　F. 注意动脉变异！ ——————————————森口正伦 ——————25

第2章　肝切除适应证　　　　　　　　　　　　　　　　　　　　　　**29**

　　A. 肝细胞癌：手术切除的极限在哪里？ ——————桧垣时夫 ——————30

　　B. 肝内胆管癌：手术切除的极限在哪里？ ——————绿川　泰 ——————32

　　C. 肝门部胆管癌：手术切除的极限在哪里？ ————佐野　力 ——————34

　　D. 切除？不切除？转移性肝癌 ——————————山崎慎太郎 ————36

　　E. 切除？不切除？良性肝脏肿瘤 ————————青木　优 ——————39

第3章　肝脏切除术的术前准备　　　　　　　　　　　　　　　　　　**43**

　　A. 肝脏功能与肿瘤条件的评估 ——————————中山寿之 ——————44

　　B. 注重并发症的预防 ——————————————山崎慎太郎 ————47

　　C. 肝硬化也能 100% 安全 ————————————寺本贤一 ——————51

　　D. 还剩多少？残肝容积 ————————————三家裕介 ——————55

　　E. 日本大学肝癌登记表 ————————————阿部勇人 ——————58

第4章　肝离断的基本原则　　　　　　　　　　　　　　　　　　　　**67**

　　A. 高山式手术技巧 ——————————————高山忠利 ——————68

　　B. 大手术, 大切口 ——————————————高山忠利 ——————71

　　C. 高山式离断的奥秘 ————————————高山忠利 ——————76

　　D. 自己的离断法是最好的 ————————————藤崎　滋 ——————82

　　E. 解剖性与非解剖性 ——————————————铃木和喜 ——————84

　　F. 肝静脉重建的肝切除 ——————————佐野　力·高山忠利 ————86

　　G. 开放手术与腹腔镜手术 ————————山崎慎太郎·高山忠利 ———89

第 5 章　肝切除的 A~N　　　　　　　　　　　　　　　高山忠利　　　**91**

　　A. 肝手术的第一步：左外叶切除 ———————————————————— 92

　　B. 沿被膜的安全切除：肿瘤剜除 ———————————————————— 100

　　C. 肝切除的试金石：左肝切除 ———————————————————— 106

　　D. 登龙门的肝切除：右肝切除 ———————————————————— 118

　　E. 肝脏外科医生：S8 切除和 S7 切除 ————————————————— 128

　　　　1. S8 切除 ———————————————————————————— 128

　　　　2. S7 切除 ———————————————————————————— 136

　　F. 手术范围标记困难的手术：S5 切除和 S6 切除 ——————————— 144

　　　　1. S5 切除 ———————————————————————————— 144

　　　　2. S6 切除 ———————————————————————————— 150

　　G. 胆管损伤的预防：内侧区域切除（中肝叶切除）———————————— 155

　　H. 基于 Rouviere 沟的肝右后叶切除 ————————————————— 162

　　I. 最大的肝离断面：右前叶切除 ——————————————————— 167

　　J. 法美差异：中央二区域肝切除 ——————————————————— 175

　　K. 保留残存血管：三区切除 ————————————————————— 182

　　L. 控制肝中静脉：尾状叶部分切除 —————————————————— 188

　　M. 深化 Makuuchi：切除尾状叶腹侧 ————————————————— 195

　　　　1. S8+S1 切除 —————————————————————————— 196

　　　　2. S7+S1 切除 —————————————————————————— 201

　　　　3. S4+S1 切除 —————————————————————————— 205

　　N. Takayama 的精髓：尾状叶单独全切除 ——————————————— 209

第 6 章　肝移植的 ABC　　　　　　　　　　　　　　　　　　　　**219**

　　A. 尾状叶静脉重建：活体左肝移植 ———————— 高山忠利·山崎慎太郎 —— 220

　　B. 大口病例：活体右肝移植 ——————————— 高山忠利·荒牧　修 —— 234

　　C. 博洛尼亚大学手术：全肝移植 ————————— 高山忠利·荒牧　修 —— 248

主编简介　　　　　　　　　　　　　　　　　　　　　　　　　　　**261**

引　言

手术零死亡宣言!

从事肝脏外科40年间,我总共执刀了7 418例肝脏手术[1]。1980年,当我从日本大学毕业时,肝脏切除术是一种"浴血"的手术,总是与手术死亡相联系。此后,我在日本国立癌症中心做了10年的肝脏切除手术,并在东京大学第二外科做了5年的肝移植手术,以压倒性的手术数量和质量获得了认可,并被许多患者选为主刀医生。事实上,日本大学消化道外科长期以来一直保持着肝癌手术数量"日本第一"的地位,尤其以尾状叶肝癌切除数量"世界第一"为荣[2]。

我认为,在肝脏手术的早期,"手术零死亡"是临床的首要目标。如果遵守了适应证,手术完美进行,患者得到适当的管理[3,4],这个目标应该可以实现。但我仍然清楚地意识到,现实并不总是那么简单。

1. 肝切除

在20年的时间里(2001—2020年),日本大学板桥病院共实施了3 168例首次肝切除手术(图1)。2001年当我就任教授时,年均病例数约为50例,2006年超过了100例;自2010年起每年的病例数连续7年超过了200例。此外,肝细胞癌的切除数量连续8年位居日本第一[5]。

适应证(图2)为:原发性肝癌(2 108例,67%)、转移性肝癌(799例,25%)、胆道癌(190例,6%)、肝移植(25例,1%)、其他(46例,1%)。

在肝细胞癌的手术中(表1),采用的手术方式为:肿瘤切除术(1 428例,72%)、Couinaud肝段切除(250例,13%)和Couinaud肝叶或以上切除(314例,16%)。手术时间为320(90~1 004)min,出血量为275(5~11 002)mL。总体而言,只有119例(6.0%)的患者需要输全血。在以下手术类别中,输血率超过20%:右前叶切除、右半肝切除、左/右三叶切除、肝中叶切除术。术后5年生存率为(图3):总生存率60%,无复发生存率25%[1]。

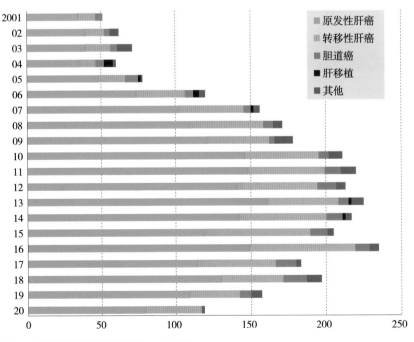

图1　肝脏切除数量的推移(_n_=3 168)

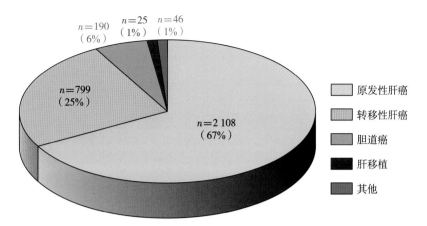

图 2　肝切除的适应证（ $n=3\,168$ ）2001—2020 年

表 1　肝细胞癌的术式（ $n=1\,992$ ）

术式	手术时长 /min	出血 /mL	输血率 /%
肿瘤切除术（ $n=1\,428$ ）	304（90~1 004）	250（5~3 777）	4.6
肝段切除术（ $n=227$ ）	324（131~810）	265（15~3 887）	4.8
高位背部切除术（ $n=7$ ）	560（413~903）	675（190~4 530）	12.5
外侧区域切除术（ $n=74$ ）	252（147~690）	116（10~1 174）	4.1
前区域切除术（ $n=22$ ）	476（320~722）	620（95~7 066）	22.7
后区域切除术（ $n=55$ ）	390（229~632）	476（24~2 714）	12.7
内侧区域切除术（ $n=16$ ）	368（212~586）	418（235~1 920）	0
右肝切除术（ $n=65$ ）	483（265~803）	592（120~4 491）	20.0
左肝切除术（ $n=92$ ）	442（245~855）	590（19~2 398）	9.8
左 / 右三叶切除术（ $n=3$ ）	560（445~587）	1 340（955~1 577）	100
肝中叶切除术（ $n=3$ ）	632（493~795）	1 697（1 110~11 002）	66.7
中位数（范围）	320（90~1 004）	275（5~11 002）	6.0

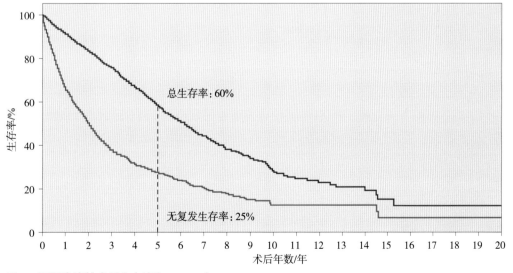

图 3　肝细胞癌的术后生存率（ $n=1\,992$ ）

2. 手术死亡

1 992 名肝细胞癌切除患者中，在 20 年内有 4 例因手术死亡（0.2%）（表 2），其要点列举如下。

表 2　肝细胞癌病例的手术死亡（*n*=4）

	病例 1（72 岁，男性）	病例 2（77 岁，女性）	病例 3（73 岁，女性）	病例 4（80 岁，男性）
肝细胞癌	S4，28mm；S6，15mm Vp-0（Ⅲ期）	S3，26mm Vp-0（Ⅱ期）	S8，26mm Vp-0（Ⅱ期）	S5，35mm B-1（Ⅲ期）
检查结果	Bil 0.44/Alb 3.6/ICG 14% PT 100%/Varix（−）/腹水（−）	Bil 1.13/Alb 2.7/ICG 51% PT 94%/Varix（+）/腹水（−）	Bil 0.42/Alb 2.3/ICG 18% PT 76%/Varix（−）/腹水（−）	Bil 0.71/Alb 3.9/ICG6% 慢性肾功能不全/腹水（−）
肝功能分级	A	C	A	A
手术	S4、S6 部分切除 （出血 275mL）	S3 部分切除 （出血 2 003mL）	S5 部分切除 （出血 215mL）	S5 部分切除 （出血 145mL）
死因	食管静脉瘤破裂 （术后 24 天）	败血症 （术后 22 天）	脑梗死 （术后 26 天）	肺炎 （术后 7 天）
应对策略	食管静脉瘤 F2 分级不适用	ICG>35% 不适用	（不可抗力）	肾透析者不适用

Alb，白蛋白；Bil，胆红素；ICG，吲哚菁绿；PT，凝血酶原时间；Varix，曲张。

a. 病例 1

72 岁男性，行两处肝癌切除术，术后 24 天死于大量吐血，术前内镜检查无静脉曲张，肝功能分级 A 级，因无法获得尸检，吐血原因不明。

＜应对策略＞

术前，静脉曲张 F1 分级需要治疗，F2 分级及以上不适合肝切除，术后应通过 CT 确认门静脉的通畅性。

b. 病例 2

77 岁女性，行肝癌切除术（出血量 2 003mL），ICG 51%，因肿瘤小且靠近肝脏表面而行切除术治疗，术后并发双侧肺炎，术后第 22 天死于败血症。

＜应对策略＞

将肝切除适应证的 ICG 阈值限制在 <35%，在大量出血（≥2 000mL）的情况下放弃手术。

c. 病例 3

73 岁女性，行肝癌切除术，术后第 12 天出院，无术后并发症。在家的第 26 天发生脑梗死，经转诊医生确认死亡（被判定为不可抗力，但由于是在 30 天内，被视为"手术死亡"）。

d. 病例 4

80 岁男性，肾透析病史 10 年，行肝癌切除术，术后 7 天因肺炎死亡。

＜应对策略＞

长期透析的慢性肾衰竭患者不符合肝癌切除术的适应证。

虽然我们以最谨慎的方式开展肝癌切除术，但令人遗憾的是出现了 4 例手术死亡病例。吸取教训，遵守新制订的"更严格的适应证"和"手术终止规则"，我们将力争实现术后零死亡！

参考文献

1) Takayama T: Surgical treatment for hepatocellular carcinoma. Jpn J Clin Oncol 41: 447-454,2011
2) Takayama T, Midorikawa Y, Higaki T: Algorithm for resecting hepatocellular carcinoma in the caudate lobe. Ann Surg 273: e222-e229, 2021
3) Hayashi Y, Takayama T, Yamazaki S, et al: Validation of perioperative steroids administration in liver resection: a randomized controlled trial. Ann Surg 253: 50-55, 2011
4) Yamazaki S, Takayama T, Moriguchi M, et al: Criteria for drain removal following liver resection. Br J Surg 99: 1584-1590, 2012
5) 手術数でわかるいい病院 2019, 週刊朝日 MOOK 肝胆膵がん手術, 朝日新聞出版, p144-157, 2019

（宋培培 译，唐伟 校）

第 1 章

肝脏手术的解剖学

A. 法国学派 vs 美国学派

关于肝脏的解剖分区,在 20 世纪 50 年代,法国和美国在差不多同一时期分别提出了迥然不同的概念(图 1),由此导致了一些认识上的混乱。日本的外科医生将两者的概念进行了有效的折中,解决了肝脏手术的相关问题,便于临床运用。

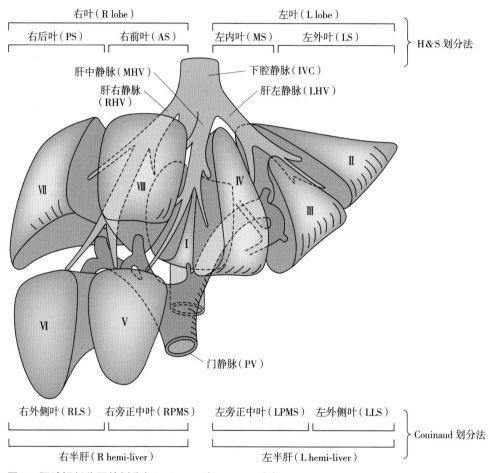

图 1　肝脏解剖分区的划分(Couinaud 法 vs H&S 法)

1. 肝脏的解剖分区

在 20 世纪 50 年代,Couinaud(巴黎大学)和 Healey & Schroy(波士顿大学)分别提出肝脏解剖分区的划分方法。

Couinaud 法是按半肝(hemi-liver)→叶(sector)→段(segment);而 H&S 划分法按半叶(lobe)→段(segment)→部位(area)划分。在 H&S 划分法中,尾状叶(caudate lobe)与 Couinaud 划分法中的 I 段概念相当。另一方面,Couinaud 将左半肝分为 Ⅲ + Ⅳ 段和 Ⅱ 段,而 H&S 划分法则将其分为 Ⅱ + Ⅲ 段 和 Ⅳ段。

2. 门静脉分支

最显著的外科标志是"肝内门静脉分支"(图 2)。一级分支是指门静脉左支和右支;二级分支是指右前叶、右后叶、门静脉脐部和尾状叶支；三级分支是指 Couinaud 肝段内门静脉分支〔如流入Ⅷ段的腹侧亚段的门静脉分支记为：门静脉（ Portal vein ），Ⅷ段（ segment 8 ），腹侧支（ ventral branch ）=P8v 〕。

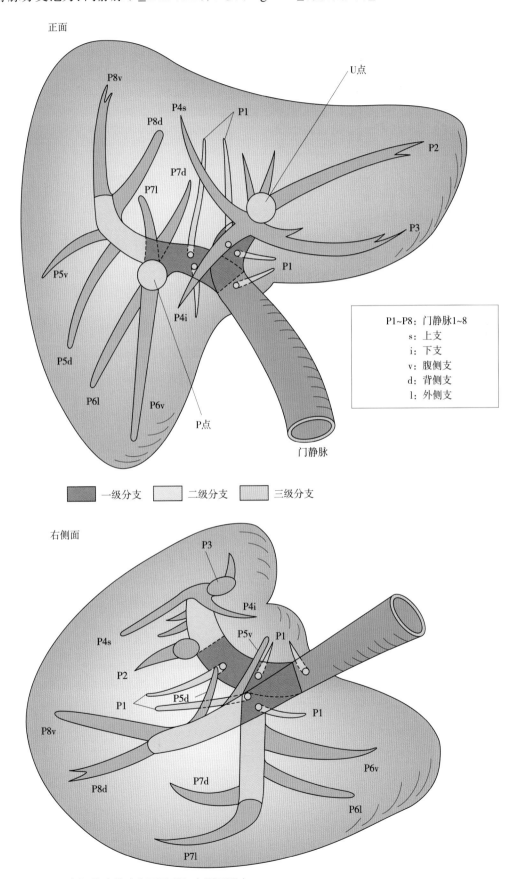

图 2　肝内门静脉分支（ 正面观和右侧面观 ）

3. 8 肝段

肝脏外科解剖的核心是 Couinaud 解剖区域的划分（图 3）。各个区域的边界是由包括肝右、肝中、肝左静脉在内的三支肝静脉主干以及门静脉裂（portal fissure）形成的。

Ⅷ段（S8）（图 3A）：肝中静脉和肝右静脉为边界，位于其间的头侧和腹侧。主要门静脉分支包括：P8v、P8d 二分支型（75%）和 P8v、P8d、P8l 三分支型（20%）两类。

Ⅶ段（S7）（图 3B）：位于肝右静脉的头背侧。主要门静脉分支为 P7d，肝静脉分支为 2 支以上的 V7。

Ⅵ段（S6）（图 3C）：位于肝右静脉的尾背侧。主要门静脉分支为 P6v，20% 的患者存在肝右后下静脉（inferior RHV，Makuuchi's vein）。

Ⅴ段（S5）（图 3D）：肝中静脉和肝右静脉为边界，位于其间的尾背侧。主要门静脉分支包括：P5v、P5d 二分支型（60%）和 P5v、P5d、P5l 三分支型（40%）两类。对于后者，运用反向染色（counter-staining）（高山法）确定该段的范围更有效。

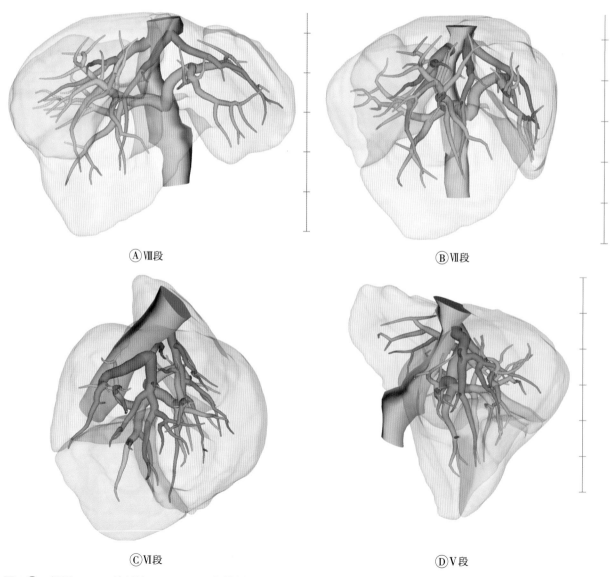

Ⓐ Ⅷ段　　　　　　　　　　　　　　　　　　　　Ⓑ Ⅶ段

Ⓒ Ⅵ段　　　　　　　　　　　　　　　　　　　　Ⓓ Ⅴ段

图 3 ①　根据 3D-CT 绘制的 Couinaud 肝段的划分（S8·S7·S6·S5）

　　Ⅳ段（S4）（图 3E）：位于肝中静脉和门静脉左支脐部之间。主要门静脉分支为 P4，自脐部顶端发出2 个分支（P4s、P4i）。脐裂静脉（umbilical fissure vein，UFV）汇入肝中静脉（81%）或肝左静脉（19%）。

　　Ⅲ段（S3）（图 3F）：位于肝左静脉的左腹侧。自脐部左上部发出一支 P3 分支。

　　Ⅱ段（S2）（图 3G）：位于肝左静脉的右背侧。自脐部左下部发出一支 P2 分支。许多人存在脐裂静脉（UFV）。

　　Ⅰ段（S1）（图 3H）：公文将 Ⅰ 段分为 3 个部分（Spiegel 叶、尾状突、腔静脉旁部）。小暮则[3]根据固有的脉管进行分区。1994 年高山忠利设计出了世界最早的尾状叶全切除术（高山式）[4]，倡导根据手术方式进行解剖分区的高山算法（Takayama algorithm）。

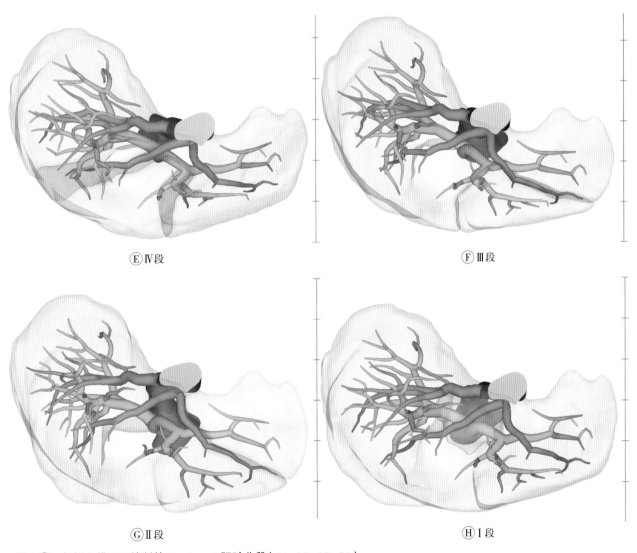

ⒺⅣ段　　　　　　　　　　　　　　　　　　　ⒻⅢ段

ⒼⅡ段　　　　　　　　　　　　　　　　　　　ⒽⅠ段

图 3 ②　根据 3 维 CT 绘制的 Couinaud 肝脏分段（S4·S3·S2·S1）

总结和参考文献

　　①肝脏外科解剖学分区以 Couinaud 法为优先；②如何离断 Couinaud 分区内的主要脉管应在术前就把握好；③对于门静脉三级分支的认识和处理决定了肝切除手术的质量。

1) Couinaud C: Lobes et segments hepatiques. Note sur l'architecture anatomique et chirurgicale du foie. Press Med **62**: 709-711, 1954

2) Healey JE, Schroy PC: Anatomy of the biliary ducts within the human liver: analysis of the prevailing pattern of branching and major variations of biliary ducts. Arch Surg **66**: 599-616, 1953

3) Takayama T, Makuuchi M, Kogure K: Relevant hepatobiliary anatomy. Laparoscopic Liver, Pancreas, and Biliary Surgery (1st Ed), Conrad C, Gayet B (eds), John Wiley & Sons p148-168, 2017

4) Takayama T, Tanaka T, Higaki T, et al: High dorsal resection of the liver. J Am Coll Surg **179**: 72-75, 1994

5) Takayama T, Midorikawa Y, Higaki T: Algorithm for resecting hepatocellular carcinoma in the caudate lobe. Ann Surg **273**: e222-e229, 2021

B. 外科解剖精讲

　　作为外科医生,手术的出发点是对于肝脏的发生 / 解剖的正确理解。幕内论文中[1],在给肝切除术式的命名方面给予理论上的启示的同时,还涵盖了手术所必需的肝门部脉管和肝静脉的解剖学知识。

1. 胚胎学

　　人类肝脏的胚胎学发育分为 3 个时期。左、右肝叶发生时,两者的体积大致相当,通过门静脉连通左、右两支脐静脉(图 1A)[1]。胚胎发育第 5 周时,右侧脐静脉闭锁,左肝代偿性肥大(图 1B)。出生后,脐静脉闭塞(形成之后的肝圆韧带核 Arantius 韧带),左肝进行性萎缩,右肝进行性肥大(图 1C)。

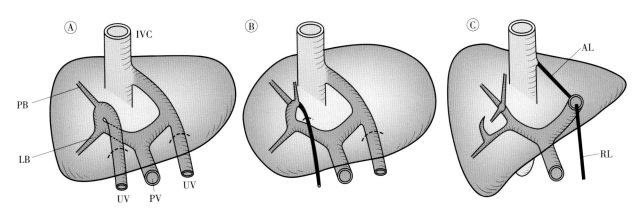

图 1　胚胎期的肝脏和脉管
UV : 脐带静脉, PV : 门静脉, PB : 右后叶支, LB : 左外叶支, IVC : 下腔静脉, AL : Arantius 韧带, RL : 肝圆韧带

2. 肝门部

　　自胆囊床右侧缘至门静脉脐部左侧缘的范围中,从表层到深层的顺序,分别走行着胆管、肝动脉以及门静脉 3 个系统的脉管,形成了大型肝切除和肝移植手术最初的视野(图 2)[2]。门静脉右支再在 Rouviere 沟处形成右前和右后两个分支,在其前下方有肝右动脉伴行。肝左动脉位于 Rex 沟的左侧,肝中动脉自右侧流入肝内。胆管在动脉和门静脉的表层走行,最为脆弱,术中必须谨慎处理。

3. 肝动脉

　　分支形式分为 5 型。绝大多数肝动脉可分为: 通常型(76%,图 3A),胃左动脉发出的替代性肝左动脉(12%,图 3B),肠系膜上动脉发出的替代性肝右动脉(11%,图 3C)。还有少部分肝右、肝左替代性肝动脉和肠系膜上动脉肝固有动脉型等。

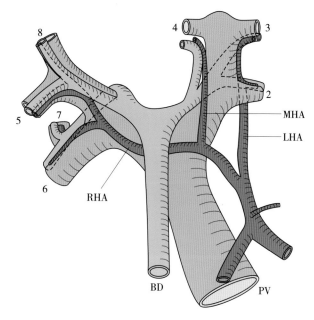

图 2   肝门部的脉管

PV：门静脉，RHA：肝右动脉，MHA：肝中动脉，LHA：肝左动脉，BD：胆管，2~8：Couinaud 肝段的编号。

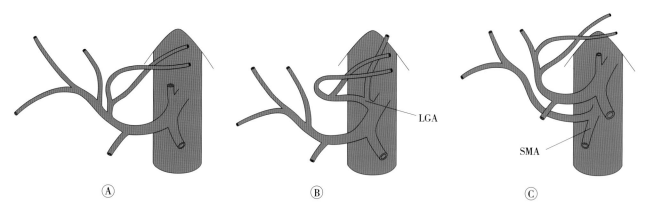

图 3   肝动脉的分支形式

A：通常型。B：替代性肝左动脉（自胃左动脉发出）。C：替代性肝右动脉（肠系膜上动脉发出）。LGA：胃左动脉，SMA：肠系膜上动脉。

4. 胆管

　　左内叶和左外叶胆管在门静脉左支上缘汇合,右后叶胆管的汇合方式包括:在门静脉上方汇合(71%,图 4A),与左肝管汇合(17%,图 4B),在门静脉下方汇合(12%,图 4C)。左肝管的汇合方式分为:B2/B3 汇合型(50%,图 4D),B3/B4 汇合型(29%,图 4E),B2/B3/B4 汇合型(13%,图 4F)。

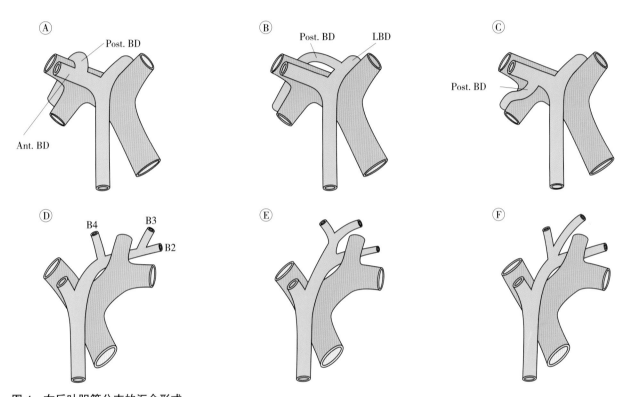

图 4　右后叶胆管分支的汇合形式
BD:胆管支,Post:右后叶,Ant:右前叶,LBD:左肝管。

5. 肝静脉

　　对于解剖性肝切除,肝静脉主干是肝脏离断过程中重要的解剖标志(图 5)[2,3]。3 支肝静脉主干包括肝右、肝中、肝左静脉;副肝静脉包括前裂静脉(AFV)、脐裂静脉(UFV);附属肝静脉包括右后下静脉(iRHV)、肝浅静脉(SV)。若在术中损伤上述肝静脉,有导致残肝和移植肝受体发生致命性淤血的风险,应予避免。

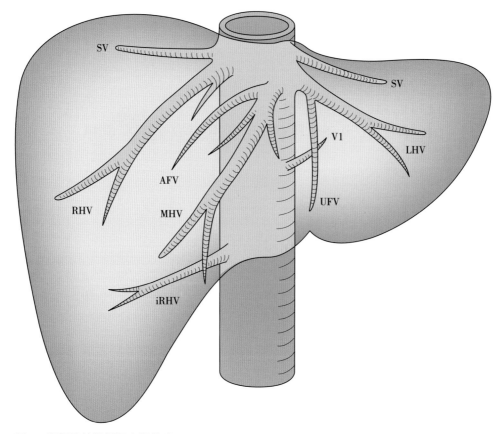

图 5　肝切除的解剖标志肝静脉

RHV：肝右静脉，MHV：肝中静脉，LHV：肝左静脉，iRHV：右后下静脉，AFV：前裂静脉，UFV：脐裂
静脉，SV：肝浅静脉，V1：尾状叶静脉。

总结和参考文献

①人类肝脏胚胎学发育分为 3 个时期；②肝门处理是大型肝切除 / 肝移植最先显露的术野，需要仔细剥离操作；③应
熟记肝动脉 / 胆管 / 肝静脉的常规走行及其变异方式。

1) Makuuchi M: Could we or should we replace the conventional nomenclature of liver resections? Ann Surg **257**: 387-388, 2013

2) Takayama T, Makuuchi M, Kogure K: Relevant hepatobiliary anatomy. Laparoscopic Liver, Pancreas, and Biliary Surgery（1st Ed），Conrad C, Gayet B（eds），John Wiley & Sons, p148-168, 2017

3) Takayama T, Makuuchi M, Watanabe K, et al: A new method for mapping hepatic subsegment: counterstaining identification technique. Surgery **109**: 226-229, 1991

（周迪 译，宋天强 校）

C. 触发肝静脉支

在完成对肝细胞癌的系统切除时,要求将作为界标的肝静脉充分地显露出来。肝中静脉(MHV)和肝右静脉(RHV)的外科解剖,通过术前模拟容易把握其立体结构。在外科切除方面,在显露作为界标的MHV和RHV时,将高山命名的第 1~3 次分支触发肝静脉支(trigger hepatic vein)体系化,以供肝切除的进一步定型。

1. 肝中静脉

MHV 的主干在 Rex-Cantlie 线上走行,将肝分成左右半肝,脐裂静脉(umbilical fissure vein, UFV)与肝左静脉(LHV)形成共干,并汇合流入下腔静脉(IVC)。

如果将 MHV 分支进行单独解剖,在左内叶有 V4i(inferior)和 V4s(superior),在右前叶有 V5v(ventral)以及 V8v(图 1)。

在对日本大学消化外科 98 例的术前三维图像分析中,在 Rex-Cantlie 线上存在肝中静脉主干,在其末梢有 3 个分支为 V4i 和 V5v 的情况(76%),也有 2 个分支为大致相同粗细的 V4i 和 V5v 的情况(24%)。来自 MHV 的静脉支在右前叶内分为 3(1~6)支,在 S4 内分为 3(1~7)支,共计 6 支,在头侧分为前裂静脉(anterior fissure vein, AFV)和 UFV 汇合。MHV 的分支点为 A 点(V4i 和 V5v),B 点(V4s 和 V8v),在肝中静脉根部为 C 点(UFV 和 AFV)这 3 点,这些汇合点是肝离断中应注意避免损伤的"肝静脉分支的'腋'"。

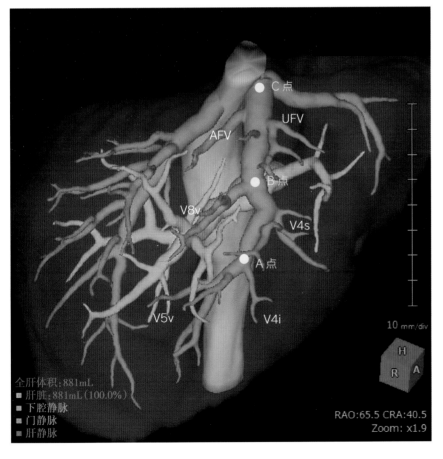

图 1　肝中静脉(MHV)图
MHV 的分支汇合点
A 点:V4i 和 V5v。
B 点:V4s 和 V8v。
C 点:汇合流入 IVC 的部分。

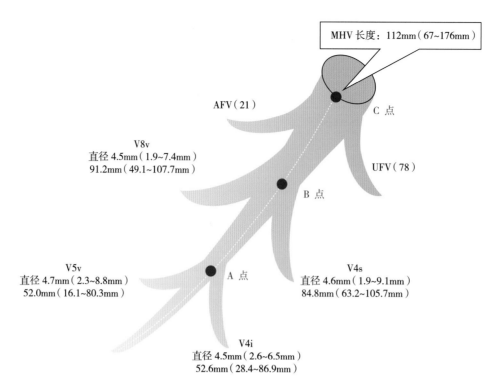

图 2   肝中静脉（MHV）分支的直径和位置（*n*=98）
主要的 MHV 分支的发生率以及主要分支静脉的直径和从汇合流入 IVC 的分支位置，流入 MHV 的脐裂静脉（UFV）是 78（79.6%），前裂静脉（AFV）是 21 例（21.4%），MHV 全长的中位数是 112（67~176）mm。

在实际的肝切除中，有直接到达 MHV 主干的情况，或者遇到第 1、2 分支并以此为触发肝静脉（trigger vein）到达 MHV 主干的情况。因此使用在本科室实施肝癌切除的 98 例术前模拟图像，详细研究了这些分支的解剖（图 2）。

从胆囊床开始进行肝脏离断，最初遇到的 A 点（V4i 和 V5v 汇合点）存在于距离 Rex-Cantlie 线上的胆囊床 52.0~52.6mm 的位置。肝叶切除：①为了到达 MHV 主干，使作为 trigger vein 的 V4i 或 V5v 在肝组织离断处露出；②在与 MHV 主干的汇合部将各个第 2 支（V4s 或 V8v）结扎、切断；③最后对第 3 支（UVV 或 AFV）进行同样的处理，MHV 就会全程显露，从而形成正确的离断面。

如果 MHV 的主干在 A 点露出（图 2），如果意识到其左右边缘并向头部侧断开的话，在 B 点可以容易地显露出 V4、V8。B 点位于距胆囊床约 84.8~91.2mm 的位置。在 MHV 最头部的 C 点上结扎、切离 UFV 或 AFV。

2. 肝右静脉

RHV 的分支在肝右前叶存在 V5d 和 V8d，在肝右后叶存在 V6 和 V7（图 3）[2]。RHV 主干的静脉支在右前叶有 3（1~6）根，在右后叶有 4（1~7）根，在最头侧的右前叶侧有 AFV，在右后叶侧有浅静脉（superficial vein，SV）汇入[3]。在考虑 RHV 的走向时，会受到肝右下静脉（inferior right hepatic vein，iRHV）[4]的影响。

RHV 的分支点（图 4），从末梢到 A 点 V5d 和 V6，B 点 V8d 和 V7，在 RHV 根部的 C 点 AFV 和 SV 与 RHV 合流。肝右静脉的分支点距离肝右静脉末梢支的距离分别为：A 点，约 48.4~57.1mm；B 点，约 86.7~89.2mm；C 点，通过注意 AFV 和 SV 的分支和走行，可以安全到达 RHV 汇合流入 IVC 的部分。

iRHV 在 50 例（51%）中被识别（图 4 附图），直径 5mm 以上的分支为 20.4%，根据静脉分支的方向，不仅是 S1 和 S6，S5 背侧区域也被引流。

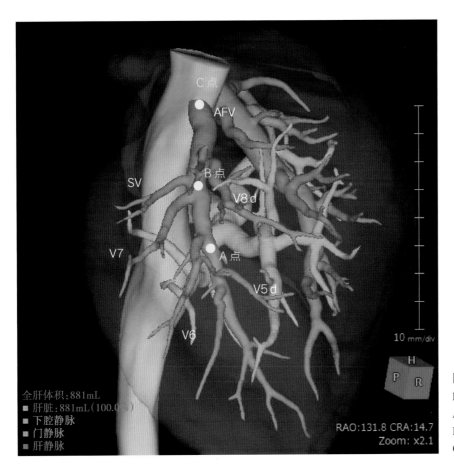

图 3　肝右静脉（RHV）图
RHV 和分支的汇合点
A 点：V5d 和 V6。
B 点：V8d 和 V7。
C 点：IVC 流入部分。

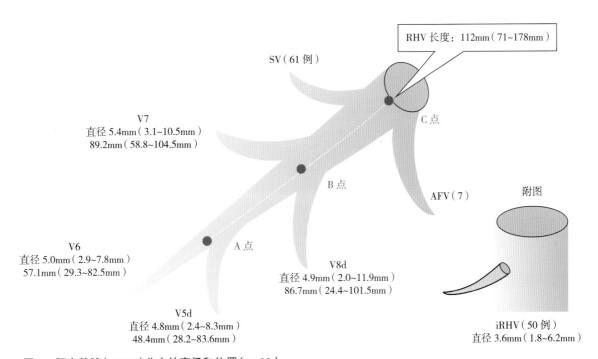

图 4　肝右静脉（RHV）分支的直径和位置（ *n*=98 ）
测量了主要的 RHV 分支的发生率以及主干直径和从 IVC 汇入部的分支位置的 RHV，流入的 SV 为 61 例（62.2%），
AFV 存在 7 例（7%），RHV 全长的中位数为 112（71~178）mm，iRHV 存在 50 例（51%）。

总结和参考文献

在实施系统性肝切除时,必须了解 MHV 和 RHV 的走向及其分支的汇合形式。通过"高山触发肝静脉分支"的概念对 MHV/RHV 主干进行追寻,保证了肝切除的一致性,成为对肝外科医生来说有意义的"通行证"。

1) Sureka B, Sharma N, Khera PS, et al: Hepatic vein variations in 500 patients: surgical and radiological significance. Br J Radiol. 2019; **92**: 20190487.
2) Ogiso S, Okuno M, Shindoh J, et al: Conceptual framework of middle hepatic vein anatomy as a roadmap for safe right hepatectomy. HPB (Oxford) **21**: 43-50, 2019
3) Abe H, Yamazaki S, Takayama T, et al: Perfusion and drainage difference in the liver parenchyma: regional plane in segment 6. Biosci Trends **11**: 326-332, 2017
4) Makuuchi M, Hasegawa H, Yamazaki S, et al: Four new hepatectomy procedures for resection of the right hepatic vein and preservation of the inferior right hepatic vein. Surg Gynecol Obstet **164**: 68-72, 1987

D. 外科肝静脉的模拟

对解剖的掌握是肝手术所必需的,通过强化 CT 的三维模拟,把肿瘤和血管的相互关系作为中心来把握。要想完成如前所述的系统肝切除,把握肝静脉主干和"分支"的存在形式是有益的。术前应该设想暴露于肝离断面的肝静脉的解剖形态,这是系统肝切除"质量保证的关键"。

1. 应该暴露的肝静脉

在 3 条主要的肝静脉中,系统切除的重要界标是 MHV 和 RHV 的这 2 条。一方面将 LHV 在肝离断的全长上露出的手术方式是 S2 切除、S3 切除、左旁正中区域切除,但由于不一定是容易的手术方式,所以在很多病例中选择外侧区域切除或左肝切除。

2. 从肝静脉分支追寻肝静脉主干

在基于三维 CT 的模拟中,可以详细地描绘出引流肝区域的静脉及其分支(图 1 和图 2)。在制定和执行系统性切除时,必须设想从哪个部位到哪个部位在肝离断处露出哪个静脉和静脉分支。以肝右后叶切除为例,说明从离断肝组织开始的推进方法。

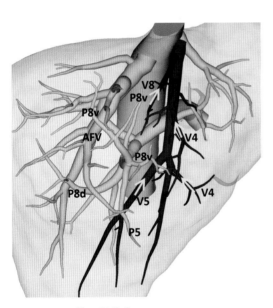

图 1　MHV 的一级分支

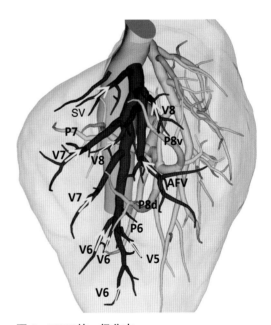

图 2　RHV 的一级分支

　　肝右后叶切除的 2 条路线如图 3 所示,路线 A 是"直接的",路线 B 是"经由 V6"露出 RHV 主干的行程。路线 B 中,如果沿着 V6 到达 RHV 主干,通过切断其分支可以上行找到主干(实线),另一方面,如果最初切断 V6 上行的话,有可能永远无法到达肝右静脉主干而徘徊在 S6 段区域内(虚线)。

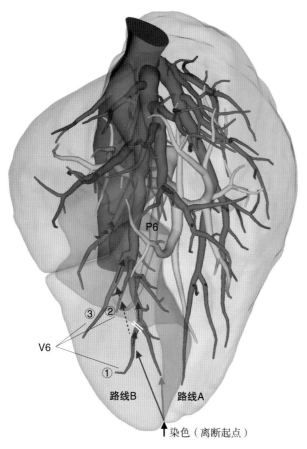

图 3　肝右后叶切除的 2 条路线
A:直接的主干路线。
B:经由 V6 的主干路线,即将 V6(①)
离断后上行,其上方也有 V6(②)和 V6
(③)后补。

　　由于肝静脉分支一定会流入作为主干的 MHV 支,因此首先露出前面所述的"触发器 - 肝静脉支",以此为线索向主干方向探索的方法效率最高。具体来说,在预定露出的肝静脉主干尾侧寻找分支,将其不离断地仔细地向中枢侧追寻,从而到达肝静脉主干的方法是最可靠的。在实际的断肝过程中如果遇到肝静脉分支的话,考虑到这是"系统切除的触发器",不要轻易地将其切断,这是非常重要的。

总结和参考文献

①在外科模拟中,应关注肝静脉主干一级分支。②作为标记的 MHV 和 RHV 的显露,应以分支为起点探索肝静脉主干。③在显露肝静脉主干的肝切除术中,应兼顾确保系统性切除和减少出血。

1) Makuuchi M, Hasegawa H, Yamazaki S: Ultrasonically guided subsegmentectomy. Surg Gynecol Obstet **161**: 346-350, 1985

2) Takayama T, Makuuchi M, Kubota K, et al: Randomized comparison of ultrasonic vs clamp transection of the liver. Arch Surg **136**: 922-928, 2001

3) Kishi Y, Hasegawa K, Kaneko J, et al: Resection of segment VIII for hepatocellular carcinoma. Br J Surg **99**: 1105-1112, 2012

（张伟 译,张彤 校）

E. 深奥的尾状叶解剖

尾状叶是肝脏的附属脏器,意大利帕多瓦大学的解剖学家 Adriaan van den Spiegel 曾在 17 世纪描述过。现在,尾状叶的分叶部被称为"Spiegel 叶"来表彰其成就。

1. 400 年前的成就

最初记载了人类肝脏尾状叶是 17 世纪的解剖学家 Adriaan van den Spiegel(1578—1625 年)[1],记载:"尾状叶是肝脏背部的小肝叶,从小网膜囊突出,是肝脏不时大量排出水的路径。"可以推测,解剖病例也许是肝硬化腹水病例,包埋下腔静脉的尾状叶,似乎起到将腹水排出到下腔静脉的作用。

2. 双 K 的建议

尾状叶是独立的肝叶,包绕下腔静脉,与下静脉韧带一起将肝固定在后腹膜上,尾状叶的右侧位于后区域,腹侧与前区域相连,左侧与内侧区域相连,可以说是连接其他肝叶彼此的"扇区枢纽"(图 1)。

19 世纪初,有人提出了尾状叶不仅仅是 Spiegel 叶,分叶到右肝背侧的区域也是其一部分的想法。1888 年,Rex H 明确定义尾状叶为"由从门静脉直接分出到背侧缘分支的细门静脉支灌注的区域"[2],为现在的命名提出了概念基础。

1954 年,Couinaud C:"将肝脏分为 8 个段,将尾状叶命名 I 段"[3];1994 年,他又提出了将尾状叶称作肝背段和第Ⅸ段的概念[4],但由于尾状叶没有固有的脉管,于 2002 年 Couinaud 自行放弃第Ⅸ段的命名[5]。1985 年,Kumon 提出了尾状叶的 3 种分类[6],下腔静脉旁部命名被确定;2000 年,Kogure 指出 Spiegel 叶和下腔静脉旁部的边界上有固有的肝静脉走行,指出了在其前端可识别的凹陷成为区分两部分的切迹(Kogure's notch)。

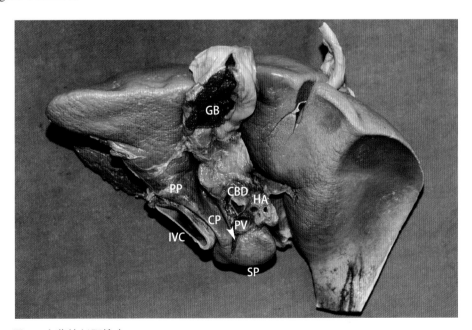

图 1　小暮的剖肝检查
SP, Spiegel 叶;CP,腔静脉旁部;PP,尾状突;PV,门静脉;HA,肝动脉;CBD,胆总管;GB,胆囊;
IVC,下腔静脉;箭头,Kogure 切迹(SP 和 CP 的边界)。

日本通过 Kumon 和 Kogure（双 K 的）的研究，对尾状叶的解剖得到了更深入的理解，成为许多新术式的原动力。

3. 尾状叶脉管图

尾状叶固有的门静脉分支主要有 3 种（图 2）：Spiegel 叶支（从门静脉左支向 Spiegel 部头尾侧分出 1 对）；腔静脉旁部支（门静脉一级分支到腔静脉旁部有多个分支：1~2 对）[2]；尾状突静脉部支（从门静脉右支向尾状突分出 1 对）。肝静脉有 3 种：肝固有静脉（Rex's vein）；尾状突静脉支（CPHV）；肝短静脉，腔静脉旁部发出的多个分支。

与单独脉管分支成树枝状的左右肝叶不同，尾状叶具有固有的脉管系统，由多个脉管分担组成，门静脉、动脉和胆管独立进入尾状叶实质内，但末梢在 Glisson 鞘内并行。

a. 门静脉系

关于尾状叶的门静脉支数，Couinaud 报道了 108 例铸模标本，共有 346 个分支（平均 3.2 个）[10]；Kumon 报道了 23 例的铸模标本，有 100 个分支（平均 4.3 个）[6]。门静脉分支的数目，Couinaud 组中，有 1 个分支的 4 例，2 个分支的 26 例，3 个分支的 39 例，4 个分支的 25 例，5 个分支的 14 例；Kogure 报道有 36 例，其中 1 个分支的 11 例，2 个分支的 16 例，3 个分支的 7 例，4 个分支的 1 例，6 个分支的 1 例。

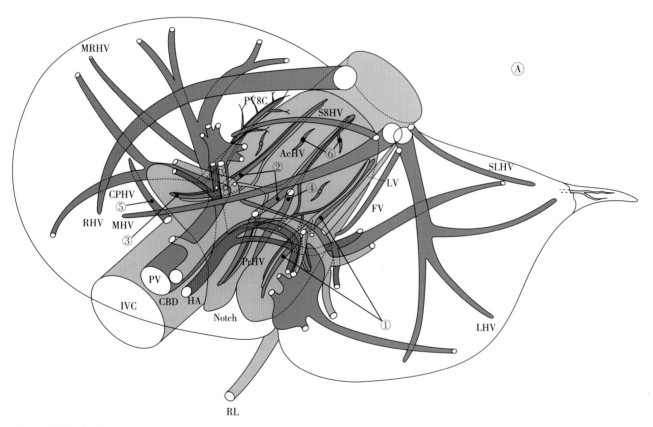

图 2　尾状叶脉管图

A：左腹尾侧俯视图：尾状叶动脉支沿着从门静脉一级分支的尾状叶门静脉分支，尾状叶胆管支也沿门静脉支分支，但在汇入胆管部位没有发现规律性尾状叶固有的门静脉分支，有 3 种：Spiegel 叶支（①）；腔静脉旁部支（②）；尾状突静脉部支（③）。肝静脉有 3 种：肝固有静脉（Rex's vein）（④）；尾状突静脉支（CPHV）（⑤）；肝短静脉（⑥）。

PV，门静脉；HA，肝动脉；CBD，胆总管；PrHV，肝固有静脉（Rexs 静脉）；AcHV，副肝静脉（肝短静脉）；CPHV，尾状突静脉支；LHV，左肝静脉；SLHV，肝左上静脉；FV，裂静脉；MHV，肝中静脉；S8HV，第 8 段肝静脉；RHV，肝右静脉；MRHV，肝右中静脉；IVC，下腔静脉；LV，肝静脉韧带；RL，圆韧带。

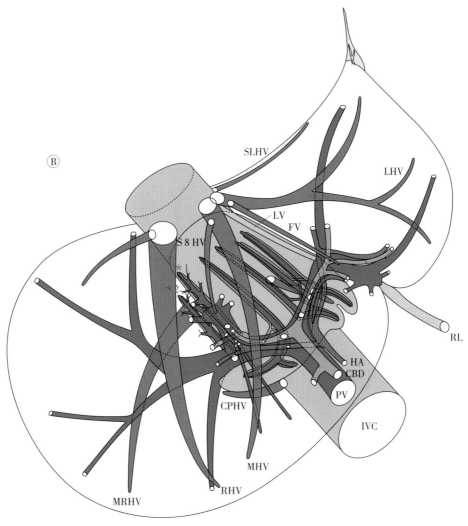

图 2　尾状叶脉管图（续）

B：右腹尾侧的俯视图：讨论过的 PV8C 分支（*1）从前区域分支的根部发出，而且，背侧支（*2），从后区域分支起始部向膈肌方向走行，PV8C 分支是 S8 分支，背侧支也有发自 S7 分支[12]。尾状叶切除中都包含在切除范围内，另外，两者也并不一定存在。

　　Spiegel 叶从门静脉左支发出的粗的呈放射状分支较多，该尾状叶支（intermixing type）有时会分支到腔静脉旁部，在该腔静脉旁部从门静脉直接分支走向膈肌方向，在背侧，可看到从下腔静脉左侧朝向下腔静脉韧带方向的分支走向，因此，这里存在"PV8C 分支归属问题"，文章写道，从 P5 对面发出，在肝中静脉间分布的门静脉支，属于 S8 的门静脉支，笔者也认同。

　　b. 动脉系

　　尾状叶的动脉分支在胚胎期形成门静脉 - 肝静脉系统后沿尾状叶门静脉系统发育，因此没有像门静脉分支那样呈现出典型的分支。在尾状叶脉中，有从①各肝动脉分支的多支型，②1 支分出的树枝状型，从③肝动脉间交通支分出的多支型，共有 3 型。

　　c. 胆管系

　　Healy 和 Schroy[13] 报道了尾状叶的胆管支肝铸型标本 97 例，其中 1 支胆管 5 例，2 支胆管 38 例，3 支胆管 48 例，4 支胆管 6 例；龙崇正等[14] 基于三维 CT 的 102 例研究中，Spiegel 叶的尾侧的胆管支引流胆汁汇入左肝管，腔静脉旁部和 Spiegel 叶部的胆管分支汇入肝总管、右肝管及右后叶胆管的任何部位，无法确认汇入部位的规律性。

　　d. 静脉系

　　尾状叶有肝固有静脉，肝短静脉和尾状突静脉分支走行，肝固有静脉在 Spiegel 叶和腔静脉旁部的边界上走行,从下腔静脉尾侧 1/3 腹侧向左侧汇入,前端以尾状叶切迹结束[7],肝固有静脉大多有 1 支（77/88 例,88%）或 2 支（10/88 例,11%）。腔静脉旁部的肝短静脉直接汇入下腔静脉,尾状突静脉从肝门背侧汇入下腔静脉,这成为尾状叶和肝右后叶边界的标识[15],此外,有时也会观察到尾状叶支直接汇入肝右静脉和肝中静脉。

总结和参考文献

本文以本书的原型铸图为中心,以固有脉管系为着力点记载了尾状叶的外科解剖。这个领域对日本公文·小暮的研究加深了理解,现在,根据肝功能情况,已安全实施了各种尾状叶切除术式[16],确实体会到了 "尾状叶学解剖和手术非常深奥！"

1) Adriaan van den Spiegel（Daniel Bucretius, eds）: De humani corporis fabrica libri X tabulis aere icisis exornati, 1927

2) Rex H: Beiträge zur Morphologie der Säugerleber. Beiträge zur Morphologie der Säugerleber. Morph Jahrb **14**: 517-617, 1888

3) Couinaud C: Lobes et segments hepatiques. Notes sur L'architecture anatomique et chirurgicale du foie. Le Presse Medicale **61**: 709-712, 1954

4) Couinaud C: The paracaval segment of the liver. J Hepatobiliary Pancreat Surg **2**: 145-151, 1994

5) Abdalla EK, Vauthey JN, Couinaud C: The caudate lobe of the liver. Implications of embryology and anatomy for surgery. Surg Oncol Clin N Am **11**: 835-848, 2002

6) Kumon M: Anatomical study of the caudate lobe with special reference to the portal venous and biliary branches using corrosion liver casts and clinical application. Liver Cancer **6**: 161-170, 2017

7) Kogure K, Kuwano H, Fujimaki N, et al: Relation among portal segmentation, proper hepatic vein, and external notch of the caudate lobe in the human liver. Ann Surg **231**: 223-228, 2000

8) Takayama T, Tanaka T, Higaki T, et al: High dorsal resection of the liver. J Am Coll Surg **179**: 72-75, 1994

9) Takayama T, Makuuchi M, Kubota K, et al: Living-related transplantation of left liver plus caudate lobe. J Am Coll Surg **190**: 635-638, 2000

10) Couinaud C: Surgical anatomy of the liver revisited. Couinaud C, p124-134, 1989

11) 小暮公孝：尾状葉門脈枝の分岐形式の検討, 並びにその記載法の工夫. 肝臓 **31**: 1262-1266, 1990

12) 石山秀一, 布施　明, 久津　裕ほか：肝門部胆管癌手術に於ける合理的右背側肝切除範囲の解剖学的検討. 日消外会誌 **30**: 2253-2256, 1997

13) Healey JE , Schroy PC: Anatomy of the biliary ducts within the human liver. Arch Surg **66**: 599-616, 1953

14) 竜　崇正：尾状葉の胆管. 肝臓の外科解剖（第 2 版）, 竜　崇正（編）, 医学書院 , p98-101, 2011

15) Kogure K, Kuwano H, Yorifuji H, et al: The caudate processus hepatic vein: boundary hepatic vein between the caudate lobe and the right liver. Ann Surg **247**: 288-293, 2008

16) Takayama T, Midorikawa Y, Higaki T, et al: Algorithm for resecting hepatocellular carcinoma in the caudate lobe. Ann Surg **273**: e222-e229, 2021

F. 注意动脉变异!

　　由于 CT 影像的进步,可以很容易地构建三维血管造影和最大密度投影图像(MIP),对肝动脉的走行和分支形态较易掌握。误损伤肝动脉可能引起残肝血流障碍,另外肝切除时不正确阻断肝动脉会导致出血量增加,因此肝手术术前应对确认的动脉变异进行论述。

1. 肝右动脉的变异

　　肝右动脉发自肝固有动脉以外分支的案例,其中发自①肠系膜上动脉(SMA)(图 1),发生频率最高(14%),在胰腺和胃十二指肠动脉的背侧行走到达肝门,除此之外,还发自②腹腔干(2%)、③肝总动脉(1%)、④胃十二指肠动脉、⑤腹主动脉(图 2)等。

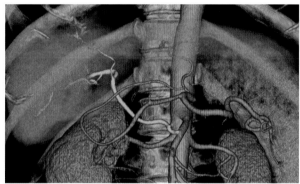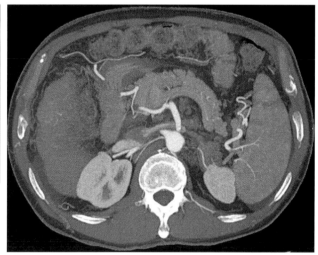

图 1　肝右动脉发自肠系膜上动脉

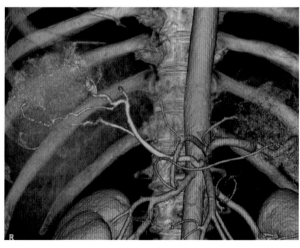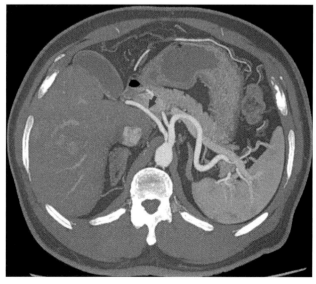

图 2　肝右动脉发自腹主动脉

存在多个肝右动脉（副肝右动脉）的病例（图 3），也有肝右动脉分成 2 支再次汇合的病例（图 4）。

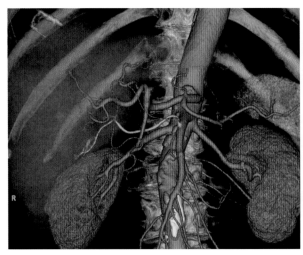
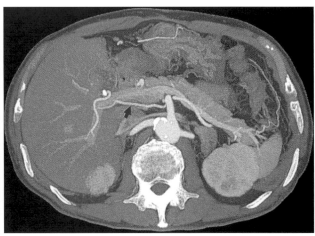

图 3　发自肠系膜上动脉的肝右动脉 A6 支

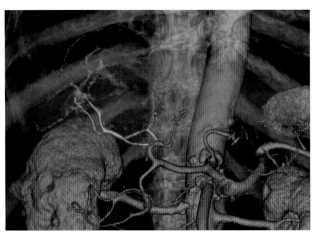
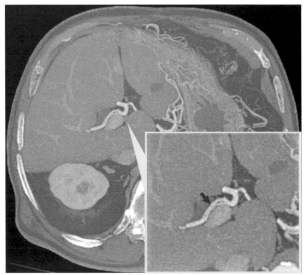

图 4　2 支变异的肝右动脉，再次汇合

2. 肝左动脉的变异

肝左动脉发自胃左动脉分支的病例（图 5），由于变异的肝左动脉在小网膜囊中走行，因此，仅通过 Pringle 法不能阻断肝左动脉血流。手术前一定要通过 CT 确认该动脉，单独阻断可减轻出血。

左外叶分支异常较多，A2 发自胃左动脉、A3 发自肝固有动脉分支的病例很少。总之，不仅肝左动脉发自胃左动脉，还有发自肝总动脉（CHA）的特殊病例[2]（图 6）。

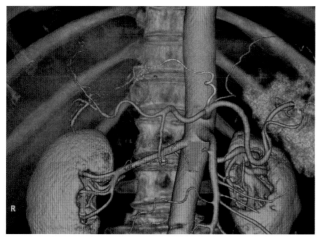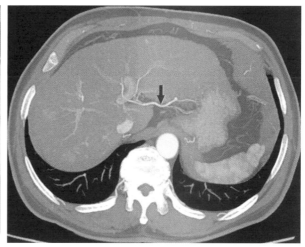

图 5　肝左动脉发自胃动脉

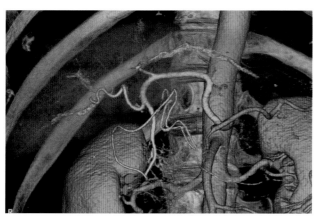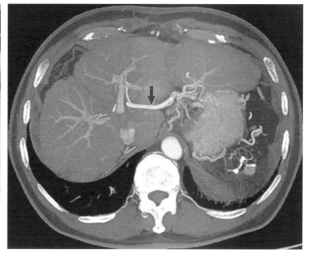

图 6　肝左动脉发自肝总动脉

3. 肝动脉栓塞后的变异

在实施了多次肝动脉栓塞的病例中,肝动脉以外的变异动脉发生频率较高。也有肝动脉发自膈下动脉、肋间动脉、腰动脉、胸内动脉和大网动脉等[3],还有,生长在右肝背侧表面的较大肿瘤和肝外血管营养的肿瘤中,有时会看到粗大的膈下动脉供血。

总结和参考文献

肝切除术前影像诊断,必须确认这6个代表性的肝动脉异常的存在,努力防止术中并发症和减轻出血是至关重要的。

1）Yan J, Feng H, Wang H, et al: Hepatic artery classification based on three-dimensional CT. Br J Surg **107**: 906-916, 2020
2）Costea AN, Iacob N, Pusztai AM, et al: Common hepatic artery arising from the left gastric artery: a case report using MDCT angiography and a brief review of the literature. Rom J Morphol Embryol **60**: 1349-1353, 2019
3）Miyayama S, Matui O, Taki K, et al: Extrahepatic blood supply to hepatocellular carcinoma: angiographic demonstration and transcatheter arterial chemoembolization. Cardiovasc Inyervent Radiol **29**: 39-48, 2006

（张克明 译,黄纪伟 校）

第 **2** 章

肝切除适应证

A．肝细胞癌：手术切除的极限在哪里？

高度进展性肝细胞癌（hepatocellular carcinoma，HCC）是指具有以下表现之一：①肿瘤直径超过10cm；②血管侵袭Vp3-4，Vv2-3；③4个以上的多发性肿瘤；④有远处转移。其中，前两种情况认为手术切除可延长生存期。实际上，根据肝癌追踪调查报告（第20回），直径10cm以上和Vp3-4浸润的肝癌5年生存率分别为39.2%和24.9%。根据日本大学消化器外科切除HCC的结果，我们想要阐明手术切除的极限。

1. HCC 的分级分类

我们的科室共切除了1 918例HCC（2001—2018年）。其中巨大肿瘤［13cm（10~28cm）］96例（5%），高度血管侵犯15例，多发性肿瘤33例，远处转移7例。

根据巨大肿瘤的进展方向，将其分为：①下腔静脉型（前壁型/侧壁型）；②膈肌型；③消化管型（见图1）。其中前壁型是一种从前方高度压迫下腔静脉的类型，也是手术难度最大的一种类型。

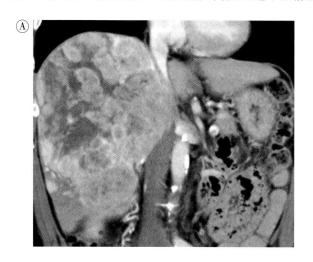
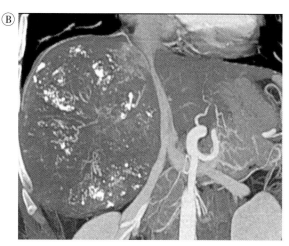
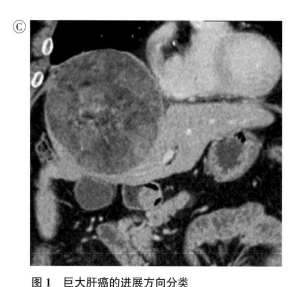
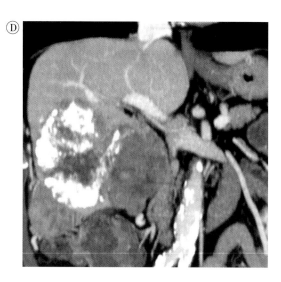

图1　巨大肝癌的进展方向分类
A：下腔静脉前壁型。B：下腔静脉侧壁型。C：膈肌型。D：消化管型。

2. 手术切除情况和患者生存期

对于巨大肝癌（HCC），虽然有推荐采用悬吊法或前方手术入路[1]，但这些技术存在视野不良和盲目操作等风险，反而更加危险。为了避免严重出血，我们认为在可以进行 IVC 侧位夹闭的情况下，需要仔细进行剥离。

96 例手术的中位手术时间为 440min（290~720min），出血量为 870mL（24~4 130mL），术后住院时间为 14 天（8~42 天）。其中 33 例（34%）出现并发症，术后出血和胆汁漏需再次手术各有 1 例。

在术后疾病状态明确的 75 例中，28 例（37%）为 A2 根治度，其中 18 例（64%）出现了组织学上的脉管侵犯。23 例（31%）为 B 根治度，其中 17 例（74%）为多发性。24 例（32%）为 C 根治度，其中 15 例为高度脉管侵犯，9 例为"癌残留"。

根据手术切除的根治度，生存率分层明显（图 2），结果证实根治度是巨大肝癌预后的决定因素[2]。

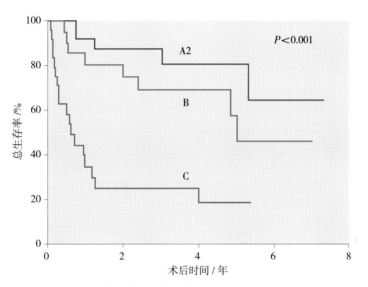

图 2　进行 HCC 切除的根治度分类生存率
A2（*n*=28）：中位生存期未知（6.6~ 未知），81%。
B（*n*=23）：中位生存期 6.2 年（2.6~ 未知），69%。
C（*n*=24）：中位生存期 0.7 年（0.3~1.5），25%。

HCC 的早期再发死亡（在 1 年内）与规约中的 T 因子和 AFP 高值（>20ng/mL）等 3 种因素有关[3]。高度脉管侵犯是手术适应证的疑难病例，与预后有显著相关性。

总结和参考文献

在高度进展性 HCC 中，术前评估能达到 A、B 级肿瘤根治可能是一般肝手术切除的极限。

1) Lei L, Hai-Qing W, Qing W, et al: Anterior vs conventional approach hepatectomy for large liver cancer: a meta-analysis. World J Surg **20**: 17235-17243, 2014
2) Takayama T, Yamazaki S, Matsuyama Y, et al: Prognostic grade for resecting hepatocellular carcinoma: multicentre retrospective study. Br J Surg **108**: 412-418, 2021
3) Moriguchi M, Takayama T, Higaki T, et al: Early cancer-related death after resection of hepatocellular carcinoma. Surgery **151**: 151-232, 2012
4) Higaki T, Yamazaki S, Takayama T, et al: Indication for surgical resection in patients with hepatocellular carcinoma with major vascular invasion. BioSience Trends **11**: 581-587, 2017

B. 肝内胆管癌：手术切除的极限在哪里?

　　肝内胆管癌分为临床上的 3 型(肿块型、胆管浸润型和胆管内生长型),手术切除包括有胆管切除和含淋巴结清扫在内的根治手术的不同手术方式。由于本身是腺癌,因此手术切除需达到肝脏和胆管切缘阴性的要求。

1. 肉眼分型和手术方式

　　肝内胆管癌根据肉眼观察可分为以下 3 种类型:肿块型、胆管浸润型和胆管内生长型[1]。根据肉眼分类确定不同的切除方法,包括胆管切除和淋巴结清扫术式(图 1)。

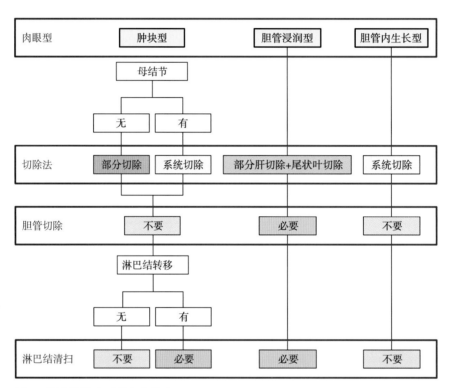

图 1　肝内胆管癌手术方案算法

　　所有类型中切除断端情况均是预后的决定因素[2],因此手术应达到肝切除断端或胆管切离端为癌阴性的要求。对于区域淋巴结阳性的病例,根治性清扫是唯一的根治方法,而远处淋巴结转移的病例则无法达到根治性切除。

a. 肿块型

　　在排除卫星结节的情况下,为了保存残留肝脏功能,可选择部分切除。一般情况下不进行淋巴结清除手术。

b. 胆管浸润型

　　通常发生在肝门部,其标准手术方式选择扩大肝段切除或肝外胆管切除。在进行扩大右肝切除手术前通常会先进行门静脉栓塞。虽然淋巴结转移率较高,但预防性淋巴结清扫的意义目前尚不清楚。

c. 胆管内生长型

　　通常为管内乳头状肿瘤,根据管内发展情况进行肝段切除或区域切除。此外,原则上不需要进行胆管切除和淋巴结清除手术。

2. 切除成绩

我们对日本大学消化器外科于 2001—2018 年进行的 87 例肝内胆管癌手术病例的患者背景和术后成绩进行了回顾性研究[3],其中肿块型 73 例,肿块+胆管浸润型 12 例,胆管内生长型 2 例(男女比 61∶26)。手术时间的中位数为 390min(范围:57~869min),出血量的中位数为 345mL(范围:20~1 900mL)。术后并发症发生率为 17 例,Clavien-Dindo 分类中 3 级以上的病例为 22 例(25.2%),但未发现术后肝功能不全或再手术等严重并发症。在观察期内(中位数 1.4 年,95%CI 0.4~10.3 年),87 例肝内胆管癌患者中,有 22 例死亡,5 年生存率为 52%。肿块型(73 例)与胆管浸润型和肿块+胆管浸润型(12 例)的比较显示,5 年生存率分别为 50% 和 62%(P=0.74)(图 2)。

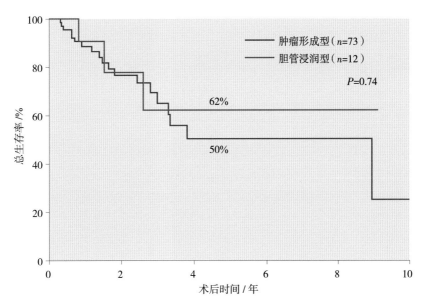

图 2 肝内胆管癌肉眼型生存率

3. 手术适应证

在对生存期有影响的肿瘤多因素的研究中发现,肿瘤直径≥5cm 的病例为 32 例,危险比为 3.6(95%CI 1.5~9.0,P=0.003),而多发病例为 18 例,危险比为 7.3(95%CI 5.9~57.4,P<0.001),其生存期显著较短。另一方面,肉眼可见的血管癌栓(P=0.38)、淋巴结阳性(P=0.15)以及切除断端阳性(P=0.97)没有显著差异。在我们科室,对于肝内胆管癌例,将"最大直径≥5cm 且多发的肿瘤例"作为外科切除的"非适应证"。

总结和参考文献

尽管在考虑到肿瘤最大径和多发性以及瘤栓和淋巴转移的情况时,可能不适合手术,但手术切除作为唯一可能的根治方法仍需考虑,并且要将切除断端阴性作为切除目标。

1) Nakanuma Y, Sato Y, Harada K, et al: Pathological classification of intrahepatic cholangiocarcinoma based on a new concept. World J Hepatol **2**: 419-427, 2010
2) Spolverato G, Yakoob MY, Kim Y, et al: The impact of surgical margin status on long-term outcome after resection for intrahepatic cholangiocarcinoma. Ann Surg Oncol **22**: 4020-4028, 2015
3) Song P, Midorikawa Y, Takayama T, et al: Patients' prognosis of intrahepatic cholangiocarcinoma and combined hepatocellular-cholangiocarcinoma after resection. Cancer Med **8**: 5862-5871, 2019

C. 肝门部胆管癌:手术切除的极限在哪里?

　　肝门部胆管癌的手术方案的设计是根据病变的扩散范围制定的。另一方面,切除界限要充分考虑患者的整体健康状况以及手术后残余肝功能的问题。虽然没有绝对的指标来评估残余肝功能,但目前为止可以耐受的真正的切除界限并没有得到完全阐明。

　　关于切除极限,从能够最大限度地切除胆管的角度来看,解剖学肝右三区域切除(R3)(图 1)或肝左三区域切除(L3)(图 2)通常会结合胰十二指肠切除(PD)一起进行。

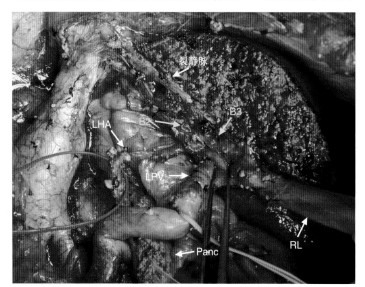

图 1　肝右三区切除和胰十二指肠切除手术
手术时间为 9h 51min,失血量为 730mL,胆管断端为阴性。LHA,左肝动脉;LPV,左门静脉;RL,圆韧带;Panc,剩余胰腺;B2,左侧外下段胆管;B3,左肝尖后区段胆管。

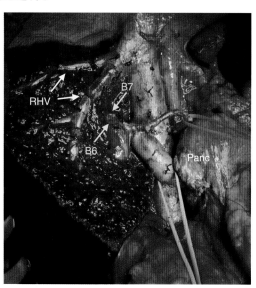

图 2　左肝三区域切除 + 胰十二指肠切除
手术时间 10h 2min,出血量 658mL,胆管断端阴性。Panc,剩余胰腺;RHV,右肝静脉;B6,右后下叶胆管;B7,右后上叶胆管。

1. 手术方法与肝功能评估

a. 残肝 K 值的计算

　　进行 CT 容积测定,计算出残存肝体积。根据减黄后的 ICG 15min 滞留率(ICG-R$_{15}$)计算 K 值,将 ICG-R$_{15}$ 与残存肝体积比相乘,得出残肝 K 值[1],数值 0.05 以上,右肝切除以上的肝切除伴胰十二指肠切除(HPD)的情况下数值 0.06 以上视为安全区间。若 ICG-K 值为 0.15,肝切除率为 60%,则残肝 K 值为 0.15 × (1–0.6)=0.06。

　　在安全范围以下的情况下,需要通过额外的检查如亚洲人肝素注射等评估患者的全身状况,并在充分告知患者的情况下进行个体化的判断。

b. 目前的极限

　　残肝 K 值为 0.045 以上,HPD 的情况下为 0.05。

c. L3 的适应扩大

　　与 R3 相比,肝左叶外侧区域通常比右后区域体积小,因此 R3 的残肝体积最小。随着肝动脉重建技术的确立,L3(切除左三区域)开始得到普及,该方法既可保留右后区域,又可同时进行怀疑肿瘤浸润右肝动脉合并切除重建。然而,在手术开展的初期,存在超过 10% 的高住院死亡率的问题。

　　在进行 CT 容积测定后,对于切除肝体积超过 60% 的情况,可以先行经皮门静脉分支栓塞术(PTPE)。术后 2 周再次进行 CT 容积测定和 ICG 检查,以计算残肝 K 值并判断手术是否可行。根据

PTPE 造成的体积变化,预计在 2 周内残肝体积将增加 10%。

因此,对于从右侧肝切除适应证出发,选择伴随右肝动脉切除重建的左侧肝切除策略,可以降低切除肝体积,这也是 L3 适应证扩大的原因之一。

2. 病变的进展范围和手术方法

关于病变的进展范围,可以通过胆管造影诊断壁内进展,MDCT 诊断壁外进展,经口胆道镜下组织活检诊断上皮内进展,进而评估切除可行性并制定切除手术方案。

a. R3 适应证

如果向上的浸润越过左门静脉脐部的背面并超过左缘,则不适合切除。对于直接浸润到门静脉的情况,如果累及到左门静脉脐部的起始部,则不适合切除。

b. L3 适应证

如果病灶浸润到门脉右后区域支起始部以下并向肝脏侧扩展,则不适合切除。为了确定 L3 的可行性,需要切开 Rouviere 沟的腹膜,并在该位置确认门脉右后区域支和右肝动脉后区域支,如果可以保证 R0 切除的话,就可以进行最大程度的肝动脉或门静脉的再建手术以实现根治性切除。

c. 血行再建

如果肝切除时需要保留肝动(门)脉,则在行右侧肝切除时,即使胆管或血管的断端为肿瘤阴性,癌症仍经常暴露在肝十二指肠间膜的剥离面上。相比之下,行左侧肝切除时,肝动脉再建可以在胰上缘和 Rouviere 沟的剥离断端处充分显露,因此相比于右侧肝切除的肝动脉再建,左侧肝切除的病例在报道中更多见[2]。

d. 上皮内肿瘤进展

如果切除的胆管断端为上皮内癌阳性,则存在可能胆管断端再发的情况。为了达到根治目的,即使在胆管上皮内,也需要达到切缘癌阴性的切除[3]。

e. 上游侧断端

从切除标本的后方视角研究可以看出,相较于右肝切除,R3 可以实现 10.2mm 的胆管额外切除,而相较于左肝切除,L3 可以实现 7.1mm 的胆管额外切除。这些数据反映了左门静脉脐部和右门静脉前区域支的直径差异,在追加切除的肝区域,胆管的额外切除也只能在毫米级别上进行。

f. 下游侧断端

如果下游侧胆管断端呈阳性,且上皮内癌细胞呈阳性,则需要进行额外的胆管切除。如果胆管壁内有癌细胞浸润,也需要考虑进行额外的 PD 手术。但是,由于 PD 手术的合并症发生率极高,住院死亡的可能性也很高,因此需要慎重评估[4]。

总结和参考文献

对于肝门部胆管癌的根治手术,需要根据胆管上皮、壁内和壁外的肿瘤扩散程度诊断,并考虑剩余肝功能和患者的全身情况来确定切除范围。目前,考虑到胆管切除的情况,左右肝三区域切除 + 胰十二指肠切除(PD)是极限手术方式。

1) Yokoyama Y, Nishio H, Ebata T, et al: Value of indocyanine green clearance of the future liver remnant in predicting outcome after resection for biliary cancer. Br J Surg **97**: 1260-1268, 2010
2) Nagino M, Nimura Y, Nishio H, et al: Hepatectomy with simultaneous resection of the portal vein and hepatic artery for advanced perihilar cholangiocarcinoma: an audit of 50 consecutive cases. Ann Surg **252**: 115-123, 2010
3) Tsukahara T, Ebata T, Shimoyama Y, et al: Residual carcinoma *in situ* at the ductal stump has a negative survival effect: an analysis of early-stage cholangiocarcinomas. Ann Surg **266**: 126-132, 2017
4) Ebata T, Yokoyama Y, Igami T, et al: Hepatopancreatoduodenectomy for cholangiocarcinoma: a single-center review of 85 consecutive patients. Ann Surg **256**: 297-305, 2012

（袁联文　译,房锋　校）

D. 切除？不切除？转移性肝癌

结直肠癌的肝转移可通过切除治愈。联合化疗和分子靶向药物可以延长生存期。此外,在难以切除的病例中,术前化疗增加了手术的机会。手术治疗后的复发率为 30%~50%,手术指征,包括再次切除,决定了患者的预后。

1. 切除的共识

患者有良好预后的群体为肝脏切除后:①原发的治愈性切除;②无远处转移;③转移数 <4 个。除此之外的病例也有共识为应先分段切除或化疗后进行计划切除(转化治疗)。

《大肠癌治疗标准(第 9 版)》对肝转移的分期定义为:H0,无肝转移;H1,<4 个肝转移且最大直径 <5cm;H2,除 H1 和 H3 外;H3,>5 个肝转移且最大直径 >5cm。

肝转移癌的切除率和 5 年生存率以及治疗方案(图 1)如下:H1 病例可采用手术治疗并有良好的预后;H2 病例可采用两期切除,这取决于肿瘤的定位和大小;H3 病例一般采用转化治疗,但手术适应证取决于医院的经验。

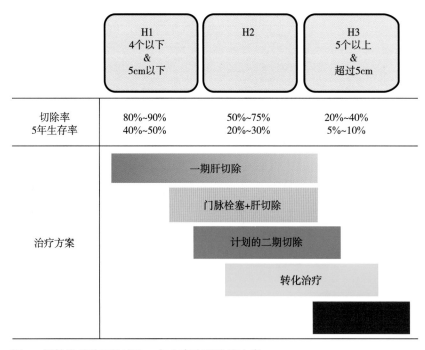

图 1   肝转移癌的切除率和 5 年生存率及治疗方案

2. 第一次肝脏切除的治疗方案

大面积且多发性肝转移的情况下,既要保证残余的肝脏体积,又要切除所有的肿瘤。在多发性肝转移的情况下,理论上如果保留了一条相同的流入和流出的血管,这样可以保证大约 1/3 的残余肝脏体积并可进行一期切除;如果不能保留的情况下,进行计划性二期切除。在日本大学的消化外科,考虑到约 30% 的患者因复发而再次进行肝切除,因此优先考虑保留肝实质切除术。

在图 2 所示的病例中,患者的治疗方案为保留肝功能:如果根据肿瘤进行右肝切除,第一次手术会损失 63% 的肝脏体积,但通过选择保留后方区域分支的技术,可以保留 72% 的肝脏体积。术后第 3 天,CT 显示只有部分区域血液循环不良,肝再生状况良好,没有出现肝衰竭。

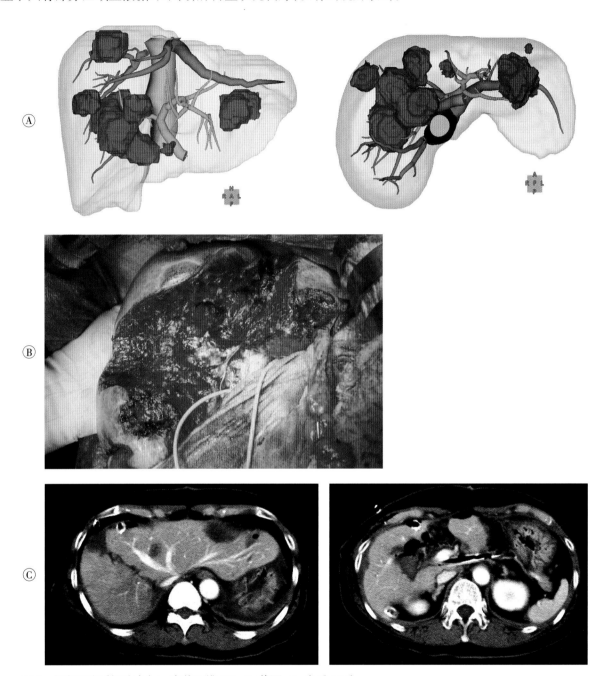

图 2　保留肝实质切除术(A:术前三维 CT;B:截面;C:术后 CT)
手术切除法:8 个肝脏部位的 15 个转移灶的部分切除。手术时间:555min;肝阻断时间:224min;出血量:1.042mL。

3. 再切除术的成绩

对截至 2011 年的 232 例转移性结直肠癌手术的研究中(图 3),对复发病例进行肝切除的比例为 25.4%(59 例),其中第二次手术的病例 3 年生存率超过 50%(37 例),第三次手术的病例 5 年生存率维持在 30%。与初次肝切除术相比,再次肝切除术患者的化疗诱导率(第二次手术 56.8%,第三次手术 81.8%,P=0.040)和诱导期(第二次手术 176 天,第三次手术 226 天,P=0.021)都明显增加。

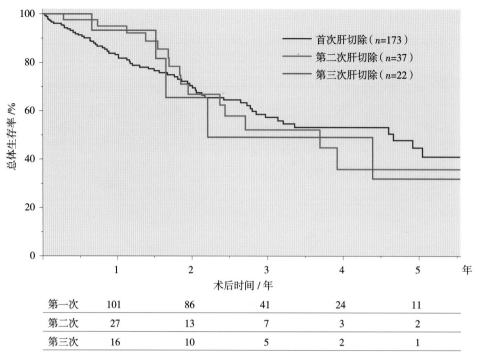

第一次	101	86	41	24	11
第二次	27	13	7	3	2
第三次	16	10	5	2	1

图 3　肝脏再切除患者的生存率
（引自 Yamazaki S, et al: World J Surg 37: 847-853.2013）

4. 转化治疗

化疗在 20 世纪 80 年代是 5-FU 单药化疗，现在主要是多药联合治疗，当 FOLFOX、FORFIRI 等在寻找到携带者突变后与分子靶向药物（monoclonal antibody, mab）三药联合治疗，对晚期复发和难以切除的病例预后超过 2 年。并且，在一些难以切除的病例中，化疗可缩小肿瘤，使手术治疗变得可行。

虽然手术策略与初次切除相同，但在决定切除的肝脏体积时要考虑到长期化疗的副作用，比如 CPT-11 或 5-FU 引起的脂肪肝，或 I-OHP 引起的窦道梗阻综合征造成的肝脏损伤。除肝功能检查外，我科选择的肝切除技术能确保残余的肝脏体积至少达到 40%。

总结和参考文献

随着化疗的进展，结直肠癌肝转移后的手术效果有所改善，原则上应量身定做合适的治疗方案，第一次手术采用保肝技术，第二次手术采用最佳化疗组合。

1) Douillard JY, Siena S, Cassidy J, et al: Randomized, phase III trial of panitumumab with infusional fluorouracil, leucovorin, and oxaliplatin (FOLFOX4) versus FOLFOX4 alone as first-line treatment in patients with previously untreated metastatic colorectal cancer: the PRIME study. J Clin Oncol **28**: 4697-4705, 2010

2) Yamazaki S, Takayama T, Iwama A, et al: Good candidates for a third liver resection of colorectal metastasis. World J Surg **37**: 847-853, 2013

3) Van Cutsem E, Köhne CH, Hitre E, et al: Cetuximab and chemotherapy as initial treatment for metastatic colorectal cancer. N Engl J Med **360**: 1408-1417, 2009

E. 切除？不切除？良性肝脏肿瘤

如果良性肝脏肿瘤没有症状且诊断明确，则不需要切除。另一方面，对于恶性转化的病例 - 有症状 - 鉴别困难，应考虑 PET 或活检医学检查，如果仍不能诊断为良性或恶性，应考虑切除。

1. 切除术的适应证

a. 恶性转化

1）血管肌脂肪瘤（angiomyolipoma，AML）

血管 - 平滑肌 - 脂肪成分是一个特征，如果平滑肌成分占主导地位，则称为 PEComa（perivascular epithelioid cell，PEC），很少恶变。

2）黏液性囊腺瘤（mucinous cystadenoma）

当观察到囊性肿块部分增厚或乳头状隆起时，必须与囊腺瘤相鉴别。

3）错构瘤（hamartoma）

①间质错构瘤：多见于幼儿，发现于腹部肿块，胆管和肝细胞癌在纤维组织中交错生长，很少有恶变为无性肉瘤的报告。

②胆管错构瘤：由门静脉区附近不规则扩张或膨胀的胆管组成的微小病变，很少有恶变的报告。

b. 症状的情况

可能出现腹痛、压迫性腹胀、恶心呕吐、肝内胆管扩张，应考虑切除。

1）血管瘤（hemangioma）

良性肝脏肿瘤中最常见的一种，通常无症状，破裂极为罕见，不需要手术。当合并血小板减少和 DIC 时，它被称为卡萨巴赫 - 梅里特（K-M）综合征。当合并巨人症或 K-M 综合征时，患者适合手术。

2）肝细胞腺瘤（hepatocellular adenoma，HCA）

最常见于 30~40 岁的女性，发生在正常肝脏。许多病例发生在口服避孕药的妇女。从组织学上看，它们是良性的，但很少出现破裂、出血、腹痛或休克，应予切除。

c. 难以鉴别

回顾 2001—2018 年间日本大学胃肠外科切除的 1 918 例术前诊断的肝细胞癌，发现 18 例（0.94%）在病理上是良性的肝脏病变（表 1）。

表 1　术前诊断为肝细胞癌的良性肿块（日本大学消化外科）

排序	病理诊断	肿瘤直径/cm	年龄-性别	肝炎	肝功能分级	ICG/%	血小板/(10⁴/μL)	PT%	T-Bil/(mg/dL)	Alb/(g/dL)	AFP/(ng/mL)	AFP-L3/%	PIVKA-Ⅱ/(mAU/mL)
①	PEComa	4.5	58·M	NBNC	A	14.3	33.9	100	0.50	4.2	3.5	<0.5	26
2	肝脓肿	2.5	49·F	HBV	A	7.9	25.2	100	0.41	4.3	4.3	<0.5	27
3	FNH	1.4	61·F	NBNC	A	12.0	25.9	100	1.01	4.2	0.8	<0.5	0.8
④	FNH	4.6	35·F	NBNC	A	3.7	22.8	100	0.67	4.6	1.5	<0.5	1
5	血管瘤	1.4	58·F	NBNC	A	3.5	20.9	100	1.59	4.8	1.1	<0.5	13
⑥	HCA	2.5	20·F	NBNC	A	14.6	38.6	94	0.28	5.7	3.7	<0.5	29

续表

排序	病理诊断	肿瘤直径 / cm	年龄 - 性别	肝炎	肝功能分级	ICG/ %	血小板 / ($10^4/\mu L$)	PT%	T-Bil/ (mg/ dL)	Alb/ (g/ dL)	AFP/ (ng/ mL)	AFP-L3/%	PIVKA-Ⅱ/ (mAU/mL)
7	FNH	1.4	64·M	NBNC	A	10.0	34.2	89	0.39	4.0	3.0	<0.5	14
8	HCA	1.6	47·F	NBNC	A	4.5	27.1	100	0.46	4.5	3.4	<0.5	12
9	FNH	4.5	67·M	HBV	A	14.7	25.5	95	0.81	4.7	3.6	<0.5	18
10	HCA	1.2	78·M	HCV	A	14.0	14.0	95	0.80	4.2	4.6	<0.5	255
11	坏死组织	3.2	54·M	HBV	A	11.1	16.3	100	0.48	4.3	3.3	<0.5	19
12	PEComa	2.5	75·M	NBNC	A	16.5	25.8	95	0.67	4.1	3.3	<0.5	32
13	PEComa	2.4	69·M	NBNC	A	11.3	23.5	100	0.70	4.7	2.4	<0.5	15
14	FNH	1.5	75·F	HCV	A	12.8	26.5	97	0.75	4.2	1.9	<0.5	10
15	HCA	2.2	41·F	NBNC	A	2.8	25.6	100	0.53	4.7	1.9	<0.5	20
16	PEComa	2.9	74·M	NBNC	A	8.1	21.7	96	0.58	4.5	1.9	<0.5	21
17	PEComa	4.5	65·F	NBNC	A	10.5	25.6	100	0.54	4.6	2.0	<0.5	20.2
18	HCA	2.5	75·M	NBNC	A	17.1	15.8	95	1.38	4.7	5.6	<0.5	34

HCA,肝细胞腺瘤;PEComa,血管平滑肌脂肪瘤;FNH,局灶结节状增生;NBNC,非 B 非 C 型;HBV,B 型肝炎;HCV,C 型肝炎。

其中有 5 例肝细胞腺病(HCA),5 例血管平滑肌瘤(PEComa),5 例局灶性结节增生(focal nodular hyperplasia,FNH),1 例血管瘤,1 例血管过长的肿瘤,以及 1 例坏死组织。肿瘤直径(中央值)为 2.5cm(1.2~4.6cm)。15 名患者在动态 CT/EOB-MRI 上显示早期染色和后期冲洗。中位年龄为 63 岁(20~78 岁),男女比例为 1∶1。13 名患者(72.2%)患有非病毒性肝炎,2 名 HCV 抗体阳性,3 名 HBs 抗原阳性;大部分切除后术前诊断为肝细胞癌。

2. 病例介绍

a. 病例 4(35 岁女性)

CT(图 1AB)显示肝脏 S3 区有一个 25mm 的肿块,早期整个染色均匀,晚期与肝实质同吸收。MRI(图 1C 和图 1D)显示 T2 加权图像上有高信号,EOB 上有持续的对比效果,晚期仍有一个高信号区。最终诊断为"FNH"(图 1E)。

b. 病例 6(女性,20 岁)

CT(图 2A 和图 2B)显示肝脏 S3 处有一个 20mm 的肿瘤。早期观察到造影效果,后期冲洗,边缘显示造影效果。

MRI(图 2C 和图 2D)显示 T1 增强图像有高信号,T2 加权图像有高信号。由于有高信号的肿块,所以对造影效果不明。

最终诊断为"肝细胞腺瘤",伴有出血(图 2E)。

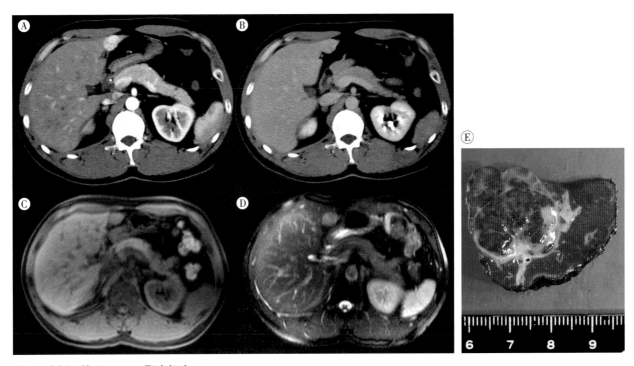

图 1　病例 4 的 CT/MRI/ 取出标本

A：强化 CT 动脉期。B：强化 CT 门脉期。C：MRI T1 期。D：MRI T2 期。E：标本。

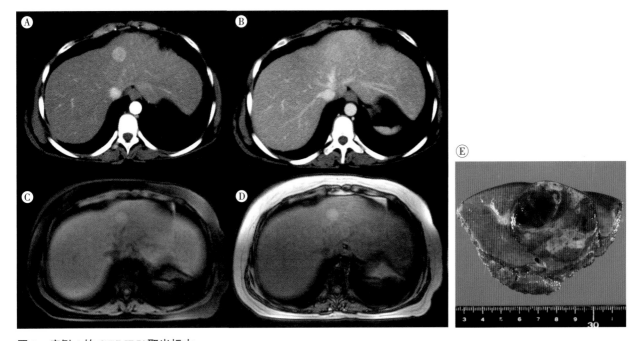

图 2　病例 6 的 CT/MRI/ 取出标本

A：强化 CT 动脉期。B：强化 CT 门脉期。C：MRI T1 期。D：MRI T2 期。E：标本。

c. 病例 1（男性，58 岁）

CT（图 3A 和图 3B）显示肝脏 S3 有 48mm 的肿块。并且显示早期造影效果和晚期的冲洗

MRI（图 3C 和图 3D）显示 T1 加权图像为低信号，T2 加权图像为高信号，扩散加权图像为异常信号。

最终诊断为"肝脏血管脂肪瘤"（图 3E）。

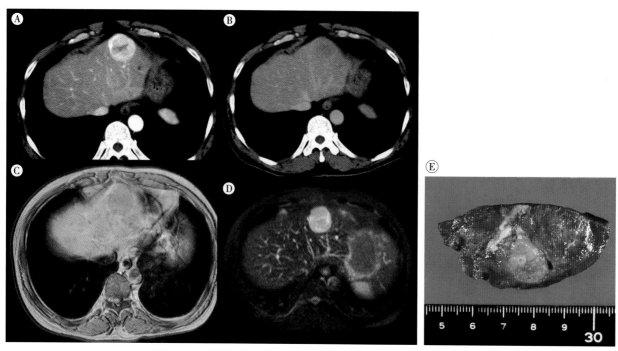

图 3　病例 1 的 CT/MRI/ 取出标本
A：强化 CT 动脉期。B：强化 CT 门脉期。C：MRI T1 期。D：MRI T2 期。E：标本。

3. 随访

根据"2021 年肝癌治疗指南"，在动态 CT/MRI 上有"早期造影效果"但"无后期流出"且肿瘤直径 <1cm 的结节和"无早期造影效果"且肿瘤直径小于 1.5cm 的结节。患者应每 3 个月随访一次。

总结和参考文献

即使各种影像学检查证实了肝脏良性肿瘤，如果①肿瘤增大、②有症状、③难以区分良性和恶性肿瘤，应根据活检结果考虑切除。

1) Kimura K, Itoh S, Kurihara T, et al: Predictors of benign status in liver tumors under 3cm in diameter misdiagnosed as hepatocellular carcinoma. Anticancer Res **36**: 793-797, 2016

2) Margonis GA, Ejaz A, Spolverato G, et al: Benign solid tumors of the liver: management in the modern era. J Gastrointest Surg **6**: 1157-1168, 2015

3) Kim Y, Amini N, He J, et al: National trends in the use of surgery for benign hepatic tumors in the United States. Surgery **157**: 1055-1064, 2015

（泽上辰夫 译，常仁安 校）

第 **3** 章

肝脏切除术的术前准备

A. 肝脏功能与肿瘤条件的评估

肝癌的手术切除方案应该根据肝脏功能和肿瘤条件的评估结果进行平衡后决定。一方面,过分追求肝癌根治性切除而扩大肝脏切除范围会增加手术后肝脏功能衰竭的风险;另一方面,过于重视安全性而无法保障切缘则会增加肿瘤在术后早期复发的风险。因此,根据术前准备工作的评估结果来进行手术方案制订的理念非常重要。

1. 了解肝脏功能

在《肝癌治疗标准(第 6 版补充修改版)》中介绍了评价肝脏功能的工具,即"肝损伤度(liver damage)",其包含以下 5 项内容:①腹水;②血清胆红素值;③血清白蛋白值;④凝血酶原活性值;⑤ICG-Rs 值。当肝损伤度为 A 级和较好的 B 级时,肝脏切除手术相对安全。日本大学的消化器官外科将肝癌登记表中包含的项目作为手术前的必须检查项目(图 1),主要包括血清学生化检查、Child-Pugh 评分、体重指数(BMI)、基础疾病、胃十二指肠镜、心电图、呼吸功能、动脉血气分析等项目。

以围手术期的零死亡率为目标,制订了以下标准:

- BMI≥30kg/m^2 的患者应指导其术前减肥,将 BMI 降低至 30kg/m^2 以下。
- 糖尿病患者应要求 24h 将尿糖控制在 5g 以下。
- 血小板数 5 万 ~9 万 /μL 作为相对的手术适应证。
- 对于呼吸功能障碍(肺活量不足 80%, 1 秒率不足 70%)患者,进行呼吸康复训练。
- 必须通过胃十二指肠镜检查,评估是否存在食管静脉曲张。
- 肝切除适应和范围要遵守幕内标准,对于 ICG 排泄试验提示肝切除不耐受的患者,应予以综合治疗。

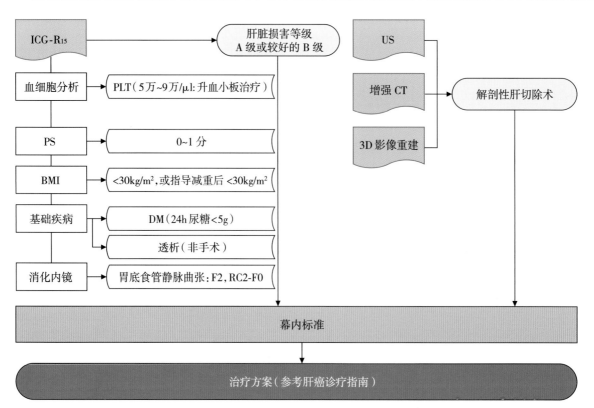

图 1   手术前的必需检查项目

2. 了解肿瘤条件

应用三维模拟成像（SYNAPSE VINCENT）对腹部超声（US）和增强 CT 进行三维影像重建。由于 MRI 检查在肝癌的性质诊断、术式决定、预后评价等方面并未显示出超越 CT 的能力，因此不作为中心的必需检查项目[1]。

三维影像学重建功能强大，它可以清楚地显示在其他影像资料中难以直观理解的解剖结构。例如，对于位置深在的尾状叶的解剖分析非常困难[2]，但在三维影像重建中能够清晰地观察到主要脉管的走行，同时能够展示肝切除范围、评估切除肝脏容积，分析肝脏表面边界区域。通过参考该信息进行肝切除，就可以模拟肝脏离断面上的预切除范围与界限。

通过术前动态 CT 对肝癌轮廓特征进行了定量化和集群分类，显示出与微血管侵犯（vp）阳性的显著关联性[3]。从评估预后的观点来看术前增强 CT 检查也是必需的项目之一。

综合以上内容进行评估后，在肝功能允许的条件下，按照幕内标准将肿瘤所在的门静脉流域肝脏进行解剖性肝切除。

3. 肝癌治疗的评估

为了提供肝癌的诊疗标准参考，日本肝脏学会制定了肝癌诊疗指南。虽然诊疗指南的制定并非单纯为了应对医患之间的诉讼问题，但是在现实中诊疗指南对于严重偏离的治疗决策具有较强的判决效力。因此，学习诊疗指南并且遵照指南进行临床诊疗工作的开展非常重要。

构成肝癌治疗术前评估的包括 5 个要素：①肝预备功能；②肝外转移；③脉管侵袭；④肿瘤数；⑤肿瘤直径。其评估流程参考图 2 所示。

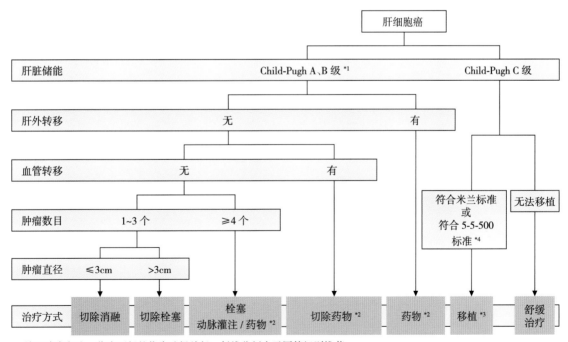

关于治疗方法：分为两行的优先选择首行；斜线分割表示同等级别推荐。
*1：肝脏切除术时要根据肝脏损伤程度进行评估
*2：仅限 Child-Pugh 分类 A
*3：患者年龄 ≤65 岁
*4：无远处转移和脉管侵犯，肿瘤直径 <5cm、数量 <5 个、AFP<500ng/mL

图 2　肝癌治疗策略

（日本肝臓学会 編「肝癌診療ガイドライン 2021 年版」2021 年，P76，金原出版）

　　实际上,当肝功能处于 Child-Pugh 分级 A、B 的病例中,如果不存在肝外转移、脉管侵袭、肿瘤数 <3 个、肿瘤直径≤3cm 时,则推荐肝切除或射频消融疗法(RFA);而当肿瘤直径 >3cm 时,推荐肝切除术为首选方案,肝动脉栓塞疗法(TACE)为次选方案。

　　Child-Pugh 分级 A、B 的病例中,无肝外转移,但有脉管侵袭时,推荐肝切除术为首选方案。在不能切除的病例中,则推荐全身治疗。

　　对于肝硬化失代偿期的米兰标准内或米兰标准外的肝癌病例,如肿瘤直径 <5cm、肿瘤个数 <5 个、AFP<500ng/mL(5-5-500 标准),则首选考虑肝移植。

　　治疗后的随访与对初次发病时的超高危群(B 型、C 型肝硬化患者)的观察重点相同,每隔 3~4 个月进行肿瘤标志物和影像学复查,对整个治疗过程进行疗效评估和方案调整。

　　在欧美广泛使用的 BCLC 分级系统治疗评估中,外科手术的对象仅限于单发的≤3cm 以内的结节,这样的标准与日本关于肝切除术适应证和预后等级的评估[4]有很大的偏差。

总结和参考文献

肝癌根治性切除手术成功与否的决定性因素由术前检查信息的准确客观评估开始,依据所收集信息进行术前评估并规划合适的治疗方案,因此往往主诊医师的术前决策就已经决定了手术的预后以及治疗的结果。

1) Aramaki O, Takayama T, Higaki T, et al: Preoperative diagnosis with versus without MRI in resection for hepatocellular carcinoma. Surgery **158**: 1512-1520, 2015

2) Takayama T, Tanaka T, Higaki T, et al: High dorsal resection of the liver. J Am Coll Surg **179**: 72-75, 1994

3) Nakayama H, Takayama T, Okubo T, et al: Proposal of objective morphological classification system for hepatocellular carcinoma using preoperative multiphase computed tomography. J Gastroenterol **49**: 1430-1437, 2014

4) Takayama T, Yamazaki S, Matsuyama Y, et al: Prognostic grade for resecting hepatocellular carcinoma: multicentre retrospective study. Br J Surg **108**: 412-418, 2021

B. 注重并发症的预防

在日本，幕内标准是肝脏切除术评估的参考，吲哚菁绿（indocyanine green，ICG）15min 滞留率（ICG-R$_{15}$）是其中的重要指标。而在欧美国家则习惯性地使用 Child-Turcotte-Pugh 分级标准作为评估参考，综合血清胆红素、白蛋白水平、凝血酶原时间、腹水情况及肝性脑病进行评分，该方法对肝脏切除手术前的适应证评估与术后的并发症风险评估具有重要意义。

1. 术前预防性治疗

具有肝硬化背景的肝癌患者常伴发胃底食管静脉曲张，其发生破裂出血往往是致命的。对所有肝细胞癌手术患者在术前及术后第 2 周进行常规胃十二指肠镜检查能够 "前瞻性" 地观察静脉曲张情况，观察内容包括：①频率；②治疗；③恶化趋势（图 1）[1]。

通过对 251 例连续就诊患者的术前胃十二指肠镜评估，发现有 81 例（32.3%）伴发食管静脉曲张。对术前等级处于 F2 以上且红色征阳性的 13 例患者实施了预防性内镜下结扎。在术后第 2 周的内镜检出 10 例出现了静脉曲张进展，其中 4 例需要进行内镜治疗。

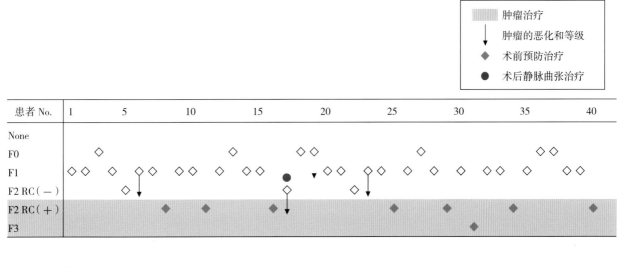

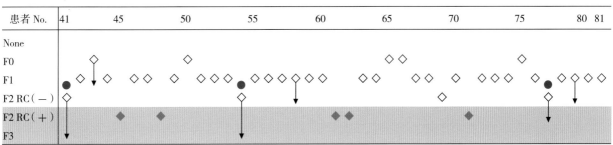

图 1　胃底食管静脉曲张治疗

对 81 例静脉曲张合并患者进行观察，对等级 F2 以上、红色征阳性的 13 例患者实施预防性内镜下结扎术（◇），10 例静脉曲张恶化（↓），4 例接受术后治疗（●）。

2. 术中预防

通过"前瞻性"研究证实了血液制品使用的必要性。以 172 例 Child-Pugh 评分 A 级的肝细胞癌患者的术后血清白蛋白值为指标,以 3.0g/dL 为起始阈值,以 0.2g/dL 为单位使其逐渐降低,直到因不使用血液制剂而出现并发症或阈值不再降低为止(图 2)[2]。结果显示,Child-Pugh 评分 A 级的患者未出现术后血清白蛋白值下降到 2.4g/dL 以下,并且在没有新鲜冻血浆的情况下未出现相关并发症。确定了理论上可以不使用血液制剂的患者群体,减少了不必要的输血。

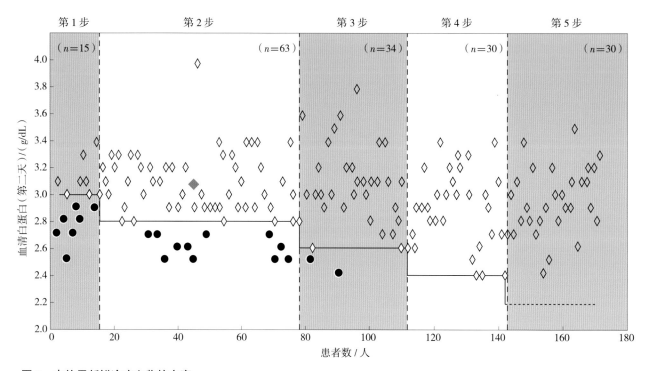

图 2　未使用新鲜冷冻血浆的方案
使用在药剂耐用容量试验中使用的方法(3×3 队列试验),以术后第 2 天的血清白蛋白值为指标进行了降阶试验。将血清白蛋白值 3.0g/dL 的阈值降低 0.2g/dL,进行试验,直至因未使用血液制品而引起的并发症出现频率上升或阈值不能降低为止。白蛋白值没有降低到 2.4g/dL 以下而出现并发症的有 1 例(◆)。

中心将出血量定位为"手术质量"的标准,利用集成数据研究了出血量与术后并发症发生情况的关系(图 3)[3]。根据 539 例患者的数据,用 Spline 曲线定量化术中出血量和重症并发症的发生。鉴定了与 Clavien-Dindo 分类Ⅲb 以上并发症发生相关的 3 个出血量的拐点(①350mL,②600mL,③850mL),其中并发症发生率 50% 界定的相关出血量为 820mL。假设肝切除为中等难度时,术中出血量维持在 350mL 以下能够适当保证手术安全性。但是如果出血量超过 1 000mL,则 80% 的病例有可能出现Ⅲ b 以上的并发症。

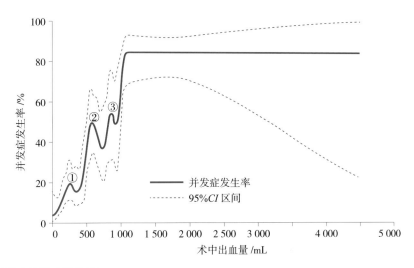

图 3　出血量和预测重症并发症发生率
用 Spline 曲线定量了术中出血量与预测并发症发生率的关系。在 Clavien-Dindo 分类中被判断为Ⅲb 以上的并发症发生率发生的出血量中,发现了 3 个拐点(①350mL,②600mL,③850mL)。另外,引起 50% 并发症发生的出血量为 820mL。

3. 术后并发症的预防

　　利用我科 348 例的集成数据,我们制订了信息源有用性和感染风险最小化的管理标准[4],并通过"前瞻性"研究进行了验证(图 4)[5]。根据作为引流液量和胆汁漏的预见因素——引流液胆红素水平,以及作为感染筛查的细菌涂片检查,结果显示"术后第 3 天引流液胆红素水平低于 3mg/dL",则不需要引流。

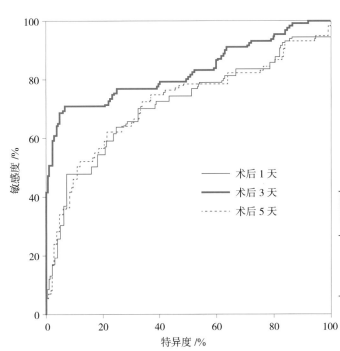

	敏感度	特异度	引流液胆红素值	曲线下面积
POD 1	63.3	21.8	1.05	73.2%
POD 3	69.4	3.9	3.01	83.6%
POD 5	48.9	6.8	3.64	72.7%

图 4　引流液胆红素值和细菌排出
根据受诊者的动作特性曲线,探讨了引流液胆红素水平与细菌检测的关系。术后第 3 天在引流胆红素值为 3.01mg/dL 时灵敏度最高,曲面下面积为 83.6%,被认为是最佳值。

总结和参考文献

在肝脏外科的手术管理中,中心的理念是"重新审视被称为常识的习惯,用前瞻性的临床研究结果说明问题",这一点是提高手术水平和保证患者安全性的原动力。

1) Yamazaki S, Takayama T, Nakamura M, et al: Prophylactic impact of endoscopic treatment for esophageal varices in liver resection: a prospective study. J Gastroenterol **49**: 917-922, 2014

2) Yamazaki S, Takayama T, Kimura Y, et al: Transfusion criteria for fresh frozen plasma in liver resection:a 3+3 cohort expansion study. Arch Surg **146**: 1293-1299, 2011

3) Aramaki O, Takayama T, Higaki T, et al: Decreased blood loss reduces postoperative complications in resection for hepatocellular carcinoma. J Hepatobiliary Pancreat Sci **21**: 585-591, 2014

4) Yamazaki S, Takayama T, Moriguchi M, et al: Criteria for drain removal following liver resection. Br J Surg **99**: 1584-1590, 2012

5) Mitsuka Y, Yamazaki S, Takayama T, et al: Prospective validation of optimal management "the 3 x 3 rule" after liver resection. World J Surg **40**: 2213-2220, 2016

C. 肝硬化也能 100% 安全

讲解肝硬化患者的手术适应证及其评估方法、安全实施手术的术前规划和术中应对、术后管理的要素。在肝硬化病例中,主治医生必须要付出比非硬化多两倍的努力。

1. 术前注意事项(表 1)

表 1　术前管理的注意事项

	病情与背景	临床影像学	应对措施	注意事项
手术适应证	• 肝脏储备功能评估→Child-Pugh 分级→推荐肝损伤程度 • 手术耐受的评估→ICG-R$_{15}$ 检查 • 允许肝切除范围的设定→幕内基准	• 肝损伤程度 • ICG 负荷试验 • 幕内基准	• ICG-R$_{15}$>20%→用 GSA 新数值重新评估 • 肝损伤度 C 的话不适合手术 • 幕内基准偏离病例不适合手术	• 如果 ICG 值与 GSA 新数值有偏差时,应施行术中肝活检 • A3F3 以上,如果脂肪化值高的话,不适合切除,变更为 RFA 或者 TACE
营养管理	• 即使在安静时能量消耗量也很大 • 糖代谢能力低下 • BCAA 减少,AAA 增加→低白蛋白血症,肌肉含量下降	• 低营养状态 • 肌肉减少症 • 腹水潴留	• 改为低蛋白饮食 • 导入 LES • 注射 BCAA 制剂 • 控制盐分摄入(5~7g)	• 低蛋白饮食→预防肝性脑病 • LES→改善能量代谢和 QOL • BCAA→低白蛋白血症、脑病、QOL 改善
肝性水肿	1)肝静脉流出障碍→肝内静水压上升→肝淋巴液生成增加→剩余部分腹水→有效循环血液量下降→RAA 系统活性化→肾小管中的 Na,水再吸收增加→腹水潴留 2)肾中 Na 过量、积水	• 腹水积存→有难治性的情况	• 导入 50mg 螺内酯→如果不适用的话追加 20~40mg 的呋喃苯胺酸→如果不适用的话导入托伐普坦(3.75~7.5mg)	• 在使用高剂量的呋喃苯胺酸之前,鼓励尽早使用托伐普坦,有利于保护肾脏 • 但是导入时,要注意高 Na 血症和肝功能障碍
食管静脉曲张	• 因门静脉高压引起静脉曲张	• 肝切除后门静脉高压→静脉曲张破裂的风险上升	• 术前 GS 实施→检查有无食管静脉曲张或胃静脉曲张	• 如果是 F2 以上或 RC(+),应先进行静脉曲张治疗

a. 手术适应证
1)基本评估和病例选择
• 根据肝损伤程度,评估肝储备功能。
• 根据幕内标准,决定手术适应证。
关于幕内标准,日本大学消化器官外科利用日本肝癌研究会全国统计的数据,在 83 540 例肝切除病例中验证了 15 597 例,其中包括根治性切除和幕内标准指标(腹水、T-bil、ICG)的结果。结果显示,符合幕内标准组的手术死亡明显少于偏离组,在多变量分析中,也发现偏离标准是与手术死亡相关的独立危险因素。OS 也显示了符合标准组明显好于指标偏离组,证实了幕内标准的指导性参考价值[1]。

2)ICG-R_{15} 和 ^{99m}Tc-GSA 肝功能的 ICG 换算值偏差

- 手术时进行肝活检,评估炎症、纤维化、脂肪化 3 个项目。
- 如果是 A3F3 以上,脂肪化值较高,则终止肝切除。

在新的肝储备功能评估中,报告了仅使用白蛋白和总胆红素值的 ALBl-grade 的有效性。Hiraoka 等在 258 病例的 HCC 研究中证实了当肿瘤进展程度相同的情况下,ALBl-grade 在 HCC 的预后评价中具有较 Child-Pugh 分级更好的肝储备功能评估参考价值[2]。

b. 营养疗法的重要性

- 改为低蛋白饮食 + 睡前给予能量(LES)。
- 给予支链氨基酸(BCAA)制剂。
- 积极控制盐分摄入(5~7g)。

为了预防肝硬化患者肝性脑病,首先以低蛋白饮食为基础,在睡前进行能量注射(LES)。虽然该方案对改善肝硬化预后的作用有限,但能够改善患者的能量代谢和生活质量。同时进行以减少腹水为目的的控制性盐分摄入。

c. 腹水潴留的对应措施

- 口服螺内酯:50mg 为起始量。
- 如果不适用的话,应尽早加用托伐普坦(3.25mg → 7.5mg)。

自 2013 年托伐普坦获得保险批准以来,在使用最大剂量的现有利尿药之前,应尽早开始使用托伐普坦,可以避免大量使用呋塞米,改善预后。但是在使用初期,需要注意是否发生高钠血症和肝功能障碍。

d. 食管静脉曲张的对应

- 对所有拟行肝切除的患者进行术前上消化道内镜检查。

这是为了应对因肝切除后门静脉高压亢进而带来的静脉曲张破裂的高风险。如果有 F2 以上或红色征阳性的病例,则首选静脉曲张治疗,治疗后再进行手术。

2. 术中注意事项(表 2)

表 2　术中和术后的注意事项

	注意要点	理由和效果	应对措施
①术中出血量	• 尽量控制出血量	• 出血量会增加并发症的风险	• 避免过量输液(dry side) • 每次换气量↓。每小时换气量→ • 缩小肝切除范围,体位
②难治性腹水的预防	• 在肝镰状韧带、左右冠状韧带断端处进行结扎处理 • 避免胆囊切除 • 最小限度在肝十二指肠韧带周围进行剥离 • 最小限度进行肝脏动员	• 因为淋巴管发达,容易造成淋巴漏→难治性腹水	• 断端尽量采取结扎处理或使用密封装置 • 尽量不要对肝周韧带过度骚扰
③注射类固醇	• 术后为了抑制肝衰竭使用类固醇	• RCT 显示,类固醇有抑制术后 T-bil 上升的作用	• 肝离断前,给予 500mg 氢化可的松 • 术后第二天以后逐渐减少用药

续表

	注意要点	理由和效果	应对措施
④引流管理	• 引流管不要长时间留置	• 预防逆行性感染 • 腹水引流可能会导致低蛋白血症	• 按照 3by3 规则（第 3 天，T-bil3 以下），尽早拔出引流管
⑤肝衰竭症状	• 不要忽视 T-bil、GOT/GPT 的升高、PT% 的下降等肝功能衰竭症状（早期应对很重要） • 胆漏等感染原因的排查 • 门静脉血栓的排查	• 感染诱发的肝衰竭	• 如果有胆汁漏、脓肿等感染灶，应及时进行清理 • 如果有门静脉血栓，就要开始抗血小板疗法

a. 基本事项

• 术中极力控制出血量。

• 在肝硬化病例中，将肝脏动员范围控制在最小限度，以防淋巴漏。

本中心对 539 例的肝细胞癌行肝切除术的病例进行了分析，结果显示通过将出血量控制在术中 820mL 以下，可显著降低并发症的发生率。

在 Hiraoka 等在 NCD 登记的 686 例研究结果显示，手术时间延长及术中出血量增多与在 Clavien-Dindo 分类中与 C~D Ⅲ级以上的术后并发症的发生有关，$ICG-R_{15}$ 与术后死亡、C~D Ⅲ级以上的并发症、SSI、肝衰竭、难治性腹水的发生有关。

b. 手术中注意事项

• 肝脏动员后，部分患者会出现镰状韧带附着部、左右冠状韧带、肝十二指肠韧带的淋巴漏，进而引起难治性腹水，因此建议对上述韧带的断端进行结扎处理。

• 肝脏储备功能不理想时（ICG>30%）的肝切除手术规划应尽可能在最小范围内切病灶。

• 当肝圆韧带有静脉曲张作为侧支循环通路时，应该避免术中切除肝圆韧带，尽量予以保留。

在我中心的肝切除病例中常常通过扩大腹部切口，甚至联合胸部切口以确保手术区域显露，降低出血量，但合并有肝硬化的病例中仍然坚持将手术干扰范围控制在最小限度。

3. 术后注意事项（表 2）

• 必须要重视肝衰竭的预兆（T-bil 升高等）。

• 每日查看患者确认有无胆汁漏和脓肿形成等。

我中心在肝离断前和术后会给予类固醇药物。该效用在我科的 RCT 中得到了验证[3]，在胆红素、IL-6、C 反应性蛋白、PT 值等方面的控制均取得了显著的临床效果。

关于引流，如果"术后第 3 天的引流液胆红素值在 3mgl/dL 以下"，则拔除腹腔引流管。Yamazaki 等进行了前瞻性验证[4]，根据本规则拔出了引流管，结果 93.1% 的肝切除患者没有并发症。

另一方面，通过 CT 来明确出现胆汁漏的肝断面有无脓肿形成，确认脓肿形成时应马上进行引流。

总结和参考文献

对于需要行肝切除术的肝硬化患者，应更加严格把控手术适应证，更加谨慎和仔细进行术中操作。这类患者的术后管理也要十分严格，要严密监测肝衰竭相关指标，动态检查是否发生肝脏断面及周围胆管的胆瘘、脓肿等并发症，一旦明确上述情况，应立即采取应对措施，以保证术后安全。

1) Aramaki O, Takayama T, Higaki T, et al: Decreased blood loss reduces postoperative complications in resection for hepatocellular carcinoma. J Hepatobiliary Pancreat Sci **21**: 585-591, 2014

2) Hiraoka A, Kumada T, Michitaka K, et al: Usefulness of albumin-bilirubin grade for evaluation of prognosis of 2584 Japanese patients with hepatocellular carcinoma. J Gastroenterol Hepatol **31**: 1031-1036, 2016

3) Hayashi Y, Takayama T, Yamazaki S, et al: Validation of perioperative steroids administration in liver resection: a randomized controlled trial. Ann Surg **253**: 50-55, 2011

4) Yamazaki S, Takayama T, Moriguchi M, et al: Criteria for drain removal following liver resection. Br J Surg **99**: 1584-1590, 2012

（施智甜 译，陈璐 校）

D. 还剩多少？残肝容积

目前使用三维 CT 图像分析可以正确测量拟切除肝脏的容积,这是影响患者预后的重要因素,在肝储备能力欠佳以及需要行扩大肝切除的病例中特别重要。

1. 容积测量要点

a. 门静脉栓塞的适应证

在需要行扩大肝切除的病例中,通过在术前进行门静脉栓塞(portal vein embolization, PE),可以减少术后并发症和手术相关死亡风险[1]。日本大学消化道外科的 PE 适应证是:在 ICG-R$_{15}$ 正常的情况下,若手术切除范围超过肝叶,要确保残肝容积为肝脏总体积的 35%~40% 以上;在轻度肝损伤(ICG-R$_{15}$ 为10% 以上)的情况下,设定的术式以确保保残肝容积为肝脏总体积的 45%~50% 以上[2]。

我科为了保证安全性,在切除范围超过右半肝的扩大肝切除病例中,很多都实施了 PE。

b. 适应证基准的验证

我科在 2010—2019 年的 10 年间共实施了 95 例 PE,PE 术后等待期间出现肿瘤增大或其他脏器转移等不能切除的病例为 16 例(17%)。另外,在肝切除(76 例)术后没有出现肝功能衰竭的病例中,Clavien-Dindo 分级 Ⅲ b 级以上的并发症发生率为 3.8%(3/79;Ⅳ a 级,2 例;Ⅴ 级,1 例)。我科的经验提示在行扩大肝切除术前应用 PE 是妥当的。

c. 二期肝切除

在肝脏两叶多发、左半肝有少数转移病灶的病例中,行肝左叶部分切除的同时实施 PE,确保剩余肝体积充足后再进行右半肝切除。像这样分二期进行的话,可以安全地做到根治性切除[3]。

2. 容积测定有效病例

术前提示残肝容积测定有效的 2 例病例。

a. 病例 1:肝细胞癌

78 岁,男性,ICG-R$_{15}$:16.9%,肝损伤度为 A 级。

患者有酒精性肝炎背景,右肝内肿瘤大小为 100mm,诊断为肝细胞癌。肿瘤邻近第一肝门,考虑高度挤压右侧 Glisson 蒂,预定行右半肝切除,残肝容积为 424mL(38.9%)(图 1A)。

肝切除前实施 PE,PE 后确认肿瘤有增大倾向,确认有肝右静脉浸润,残肝容积增大到 616mL(55.1%),实施了右半肝切除(图 1B)。

术后发现胸腔积液和创伤性感染,经保守治疗后痊愈,术后第 15 天出院。

b. 病例 2:多发肝转移瘤

56 岁,女性,ICG-R$_{15}$:14.9%,肝损伤度为 A 级。

这是直肠癌术后发现肝多发转移的病例,肝左右两叶多发,肝左叶表面有 2 枚转移瘤(图 2A),拟行右半肝切除联合肝左叶部分切除术。

首先,在肝 S2/S3 部分切除的同时实施 PE,当剩余肝容积从 400mL(39%)增大至 568mL(51.6%)时,二期行右半肝切除术(图 2B)。

术后患者并发胆管炎,经抗生素治疗后痊愈,术后第 17 天出院。

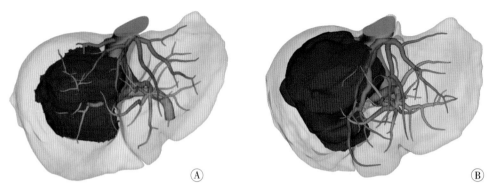

图1 病例1的门静脉栓塞（PE）前后

A（PE前）：预定切除右半肝，但剩余肝容积小（424mL），所以追加实施PE。

B（PE后）：PE术后3周肿瘤有所增大，但残肝容积明显增大（616mL）。

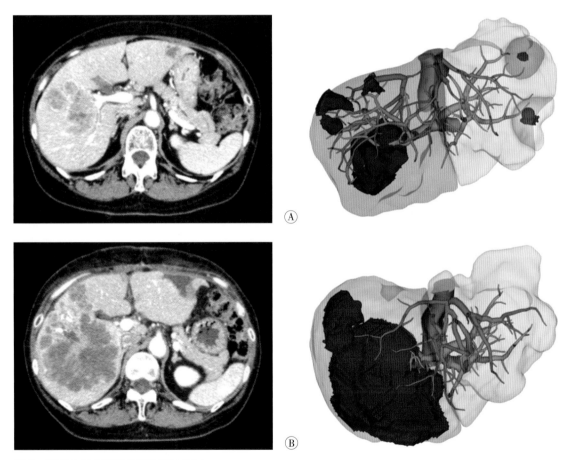

图2 病例2的门静脉栓塞（PE）前后

A（PE前）：主要的肿瘤靠近右侧的Glisson蒂，肝左叶也确认有2处肝转移灶。

B（PE后）：PE后肿瘤有所增大，肝左叶未发现新发病灶，残肝容积也有所增大。

总结和参考文献

在残肝容积少的病例中, PE 对安全地实施大范围肝切除是非常有用的。

1) Farges O, Belghiti J, Kianmanesh R, et al: Portal vein embolization before right hepatectomy: prospective clinical trial. Ann Surg **237**: 208-217, 2003

2) Kubota K, Makuuchi M, Kusaka K, et al: Measurement of liver volume and hepatic functional reserve as a guide to decision-making in resectional surgery for hepatic tumors. Hepatology **26**: 1176-1181, 1997

3) Jaeck D, Oussoultzoglou E, Rosso E, et al: A Two-stage hepatectomy procedure combined with portal vein embolization to achieve curative resection for initially unresectable multiple and bilobar colorectal liver metastases. Ann Surg **240**: 1037-1049, 2004

E. 日本大学肝癌登记表

通常"绿色工作表"是指肝癌专用的癌症登记表（另外，胃癌是粉色工作表，结肠癌是黄色工作表），并且有 3 个特征：

①紧凑：将患者的必要信息紧凑充分地纳入，用这一个表就能够充分掌握患者的诊疗经过。

②容易理解："百闻不如一见"，描绘图解让肿瘤的位置及手术的方式一目了然。

③泛用性：根据医生填写的报告制作数据库，可以灵活地应用到学会报告和论文撰写等各种用途。

"绿色工作表"第一页的内容说明：

第一页：封面和目录内容主要包括"患者基本信息"。诊断、治疗、手术日期和手术方式一目了然。为了进一步密切与介绍医生的合作，所有活动的信息都会邮寄，从介绍开始的联系方式到回信的状况都可以在这个页面上知晓（将经治医生的印章留在记录中）。

肝癌登记表

日本大学消化道外科   注册编号＿＿＿＿＿＿＿

| 粘贴 | | | | |

个人信息　　　　病例编号（20-002）　　　接诊医生　高山　绿川　阿部

病历号 0012345678				
姓名 日大太郎		年龄 68	性别 （男）女	出生日期 1951 年 8 月 23 日
初诊日期 2020 年 1 月 6 日 （初诊医生：高山忠利）	住院日期 2020 年 1 月 10 日	出院日期 2020 年 1 月 21 日		转科日期及转出科室 年　月　日（　　科）
现住址 173-8610 东京都板桥区大谷口上町○○ -1			电话号码 03（3972）81○○	
国籍　（日本），其他（　　　　　）		备注		

诊断

肝炎　无 · HBV ·（HCV）· 酒精 · 其他（　　　　　　　　　　）
肝损伤度（A）· B · C ）/PS（0）· 1 · 2 · 3 · 4 ）
组织　①肝细胞癌②肝内胆管癌③混合型肝癌④转移性肝癌⑤其他（　　　　　）
分期　I　（Ⅱ）　Ⅲ　ⅣA　ⅣB

治疗

2020 年 1 月 11 日
术式　扩大肝 S6 切除术
辅助治疗　（无）有（　　　　）
临床试验　无登记（有登记）　（RCT：系统切除组）

介绍医生

医生　日大花子医生								
医院　*** 医院　消化肝脏内科								
地址 350-○○○○○ 东京都千代田区○○町○ - ○		电话 03（3881）22○○						
介绍医生的联系	介绍时	住院时	出院时					
（记入实施人的签字或者印章和日期）	阿部	阿部	高山					
备注	(1-7)	(1-10)	(1-21)					

2019.1.25

续表

一般情况

初发症状	无	有	(食欲缺乏) 贫血 出血 腹痛 全身乏力 体重减轻 呕吐 其他( )	
并发癌	(无)	有	食管 胃 结肠 胆囊 胆管 胰腺 皮肤 肾膀胱 血液 淋巴	
			乳腺 肺 头颈部 子宫 卵巢 甲状腺 其他( )	确诊日期 级别:
输血史	无	(有)	输血时年龄:**32 岁** 外伤手术时	
饮酒史	(无)	有	酒类、量、年数: 定义 日本酒 3 瓶或威士忌 1/4 瓶或啤酒 1.8L 10 年以上每日	
吸烟史	(无)	有	根数 / 日、年数:	
其他(药物、文身等)				

现病史

诊疗经过	**2015 年被确诊慢性丙型肝炎,在○○○医院开始治疗。**
	进行了 DAA 单药治疗,定期复查
	2020 年 1 月,在定期复查过程中行腹部彩超检查发现肝肿瘤
	增强 CT 检查发现在肝 S6 段显示一 6cm 病灶存在动脉期强化,确诊为肝细胞癌
	为行手术介绍至我科

既往史

1)**2 型糖尿病**								
2)**慢性丙型肝炎**								
既往有无肝活检史	(无)		有	(F 0	1	2	3	4 不明)
				(A 0	1	2	3	不明)
患癌前乙肝病毒治疗	(无)		核酸模拟、干扰素、其他					
患癌前丙肝病毒治疗	无、干扰素单剂、佩乐能单剂、干扰素 + 利巴韦林、佩乐能 + 利巴韦林、佩乐能 + 利巴韦林 +DAA, (DAA) 单独(包括达卡他韦 + 顺铂),其他							
肝转移:原发灶手术(年月日)部位( )浸润度( )( )cm ly( )v( )n( )(同时性·异时性)EGFR( )RAS( )								

手术前治疗((无) 有:抗癌药、放射线、PEI、RFA、TACE、TIPE、免疫疗法等)

内容 1		年 月 日~ 年 月 日
内容 2		年 月 日~ 年 月 日
内容 3		年 月 日~ 年 月 日
内容 4		年 月 日~ 年 月 日
内容 5		年 月 日~ 年 月 日

在 TACE、TAI 的情况下,使用药物剂量[罂粟乙碘油注射液、吸收性明胶海绵、苯乙烯马来酸新制癌菌素(SMANCS)、表柔比星等]。在 TIPE 的情况下,使用的药物及栓塞的区域。

　　第 2~3 页:仅此一页即可了解患者背景,从过去的治疗内容到影像诊断,通过术前的影像诊断、疾病分期,并将肿瘤的位置进行图解(红点为恶性病变,蓝点为良性病变范围)一目了然。

术前诊断　术前肿瘤数（1）个（除去疑似病变）

主要肿瘤（S6）　　　　　　　　　　　　恶性病变用红色圆、边界、良性病变用蓝色圆表示

彩超（1/3）	强化 CT（1/6）	血管造影（1/9）	普美显 MRI（1/7）
肿瘤直径 65mm，不可描绘	肿瘤直径　64mm	浓染　70mm·无	肿瘤直径　68mm
内部超声 ⟨低⟩·等·高·马赛克	单纯 ⟨低⟩·等·高	营养动脉　A（8）·无	T₁ ⟨低⟩·等·高 T₂ 低·等·⟨高⟩
形状 ⟨圆形⟩·不规则形	早期 低·等·⟨高⟩	门静脉癌栓 P（ ）·⟨无⟩	早期浓染 ⟨有⟩·无
halo（低吸收区域）⟨有⟩·无	晚期 ⟨低⟩·等·高	CTHA 多血症·否	后期低吸收 ⟨有⟩·无
Vp（0）B（0）Vv（0）	Vp（0）B（0）Vv（0）	CTAP 门静脉血流低下·否	Vp（ ）B（ ）Vv（ ）

第 2 肿瘤（S）

超声（　）	造影 CT（　）	血管造影（　）	EOB-MRI（　）
肿瘤直径　mm·不可描绘	肿瘤直径　mm	浓染　mm·无	肿瘤直径　mm
内部超声 低·等·高·马赛克	单纯 低·等·高	营养动脉 A（ ）·无	T₁ 低·等·高 T₂ 低·等·高
形状 圆形·不整形	早期 低·等·高	门静脉癌栓 P（ ）·无	早期浓染 有·无
halo（低吸收区域）有·无	后期低·等·高	CTHA 多血症·否	后期低吸取 有·无
Vp（ ）B（ ）Vv（ ）	Vp（ ）B（ ）Vv（ ）	CTAP 门静脉血流低下·否	Vp（ ）B（ ）Vv（ ）

第 3 肿瘤（S）

超声波（　）	造影 CT（　）	血管造影（　）	EOB-MRI（　）
肿瘤直径　mm·不可描绘	肿瘤直径　mm	浓染　mm·无	肿瘤直径　mm
内部超声 低·等·高·马赛克	单纯 低·等·高	营养动脉 A（ ）·无	T₁ 低·等·高 T₂ 低·等·高
形状 圆形·不整形	早期 低·等·高	门静脉癌栓 P（ ）·无	早期浓染 有·无
halo（低吸收域）有·无	后期 低·等·高	CTHA 多血症·否	后期低吸收 有·无
Vp（ ）B（ ）Vv（ ）	Vp（ ）B（ ）Vv（ ）	CTAP 门静脉血流低下·否	Vp（ ）B（ ）Vv（ ）

脉管浸润	门脉（Vp）	⓪ 1 2 3 4	US ⟨CT⟩ Angio MRI
	胆管（B）	⓪ 1 2 3 4	US ⟨CT⟩ Angio MRI
	肝静脉（Vv）	⓪ 1 2 3	US ⟨CT⟩ Angio MRI
转移	淋巴结（N）	⓪ 1	US ⟨CT⟩ Angio MRI
	远处转移（M）	⓪ 1（脏器：　　　　　）	US ⟨CT⟩ Angio MRI
	T（2）N（0）M（1）		胆结石（有 ⟨无⟩ 胆摘除后）
综合	分期	Ⅰ ⟨Ⅱ⟩ Ⅲ ⅣA ⅣB	

术前诊断影像　　　　　　　　　　　　　　（照片粘贴）

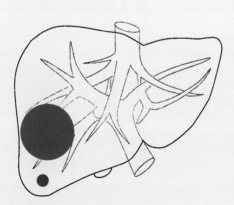

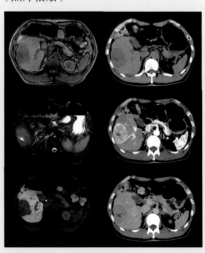

多发的情况下　一叶·两叶
解剖学的变异　⟨无⟩·有（　　　　　　　）
*恶性病变用红色表示，良性病变用蓝色表示
*既往肝切除用实线表示
HCC 破裂 ⟨无⟩·可疑·有

术前风险

姓名　日大太郎	68	身高　170　cm	体重　80kg	BMI　27.6
PS　⓪　1　2　3　4		脑病　㊀无　轻度　时有昏迷		

既往史

支气管哮喘:有　㊀无　高血压:㊀有(仅饮食疗法　口服药)无	冠心病:有　㊀无
糖尿病:有:(仅限饮食疗法　口服药　胰岛素)㊀无	饮酒:有　㊀无
自身免疫性肝炎:有　㊀无　透析:有　㊀无	

血液检查(2020 年 1 月 3 日)

血型(A　B　Ⓐ⃝Ⓑ⃝　O)　　　Rh(⊕　－)
流行病　HBsAg(+　㊀)HBsAb(+　㊀)HBeAg(+　㊀)HBeAb(+　㊀)HBcAb(+　㊀)HBV-DNA<2.1/mL
HCVAb(㊉　－)HCV-RNA　6.8　logIU/mL　HCVgenotype　1b　HIV-Ab(+　㊀)
WBC　4 800/μL　RBC　485 万/μL　Hb14.5g/dL　Ht　44.1%　Plt　12.1　万/μL
TP　7.1　g/dL　Alb　4.3　g/dL　T-Bil　1.10　mg/dL　GOT　38　U/L　GPT　39　U/L
ALP　161　U/L　ChE　349　U/L　T-Chol　195　mg/dL　BUN　20.9　mg/dL　Cr　0.98　mg/dL
氨　40　μg/dL　HbA1c(NGSP)　5.9　(JDS)　5.6　1 日尿糖 0.2g
PT%　93　PT-INR　1.04　APTT　29.3 秒　Na　141　CRP　0.13
肿瘤标志物　AFP　95.7　AFP-L3　16.4　PIVKA2　20　CEA　2.3　CA19-9　26.1

功能检查

ICGR₁₅: 第 1 次　11.8%(1 月 3 日)　第 2 次　12.1%(1 月 7 日)
CCR　98.4ml　分(1 月 4 日)
心电图　异常(㊀无)有)(内容　HR　68/min, 正常窦性心律)
肺功能(1 月 3 日) VC(%):(3 770mL)(110.9%)　FEV1.0:(2 880mL)(71.8%)
血氧饱和度(1 月 6 日) SatO₂　96.2　PaO₂　81.2　PaCO₂　36.9　BE　0.9

内镜(2020 年 1 月 3 日)

内视镜写真

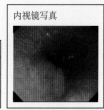

食管静脉曲张(㊀无)有)(内容　L　F　C　RC　Lg　　　　　)
溃疡性病变　㊀无　有)(内容　　　　　　　　　)
EVL/EIS 的既往史:(㊀无　有:　年　月　日)
BRTO 的既往史:(㊀无　有:　年　月　日)

肝损害度(Ⓐ·B·C)

项目	肝损害度	A	B	C
腹水	(无)	㊀无	治疗效果有	治疗效果少
血清胆红素值(mg/dL)	(1.10)	未满 20	2.0~3.0	3.0 以上
血清白蛋白值(g/dL)	(4.3)	3.5 以上	3.0~3.5	未满 3.0
ICGR₁₅(%)	(11.8)	未满 5	15~40	40 以上
血红蛋白活性值(%)	(93)	80 以上	50~80	未满 50

注:符合 2 项以上项目的肝损害度　有 2 处的情况下,取较高的肝损害度。
例如,在肝损伤度 B 为 3 项,肝损害度 C 为 2 项的情况下,认为肝损害度为 C。

手术日期　　　　　　　　　2020/1/11

拟行术式　　　　　　　　　肝 S6 切除术

第 4 页:综合了患者的全身状态、既往史、血液检查数据、心肺肾功能、内镜、肝损害度。进行了 2 次 ICG-R₁₅ 检查,取数值较差的一次。根据肝功能,结合上一页的影像诊断制定手术方式,并附上食管静脉曲张的有无及其内镜照片。

手术结果

手术日期	2020 年 1 月 11 日		
术式	扩大肝 S6 切除术		胆囊切除 有 (无)
术者	主刀 高山 第 1 助手 桧垣 第 2 助手 绿川 第 3 助手 阿部		
	其他助手		
手术时间	9 点 54 分—14 点 41 分（合计 287 分）		
肝门阻断	(Pringle) 肝片叶·其他（ ）阻断时间（合计 35min）		
肝离断方法	(Pean) CUSA LigaSure Harmonic 其他（ ）		
出血量	**210** ml		
输血量 MAP=140ml/ 单位 FFP=120ml/ 单位	MAP **0** mL FFP **0** mL PPF（=5% 蛋白 250ml） **0** mL 血小板 **0** mL 全血 **0** mL Alb（=20% 献血蛋白，25% 献血蛋白） **0** mL		
开胸开腹方法	切皮（ 正中 反 L (J) 肋缘下 反 T） 其他（ ） 开胸((无) 有)		
肝脏	正常肝脏 (慢性肝炎) 肝硬化（ ） 变形:(无) 有（右肝萎缩 整体萎缩 外侧区域肥大 整体肥大）		
腹水	(浆液性)·血性·其他（ ）(少)（100 以下）·中（500 以下）·多（501 以上）		
确定病灶数	（1）个		
切除部位数	（1）个部位		
	主要肿瘤 S（6）	第 2 肿瘤 S（ ）	第 3 肿瘤 S（ ）
术式	系统切除	（ ）·合并肿瘤—并切除	（ ）·合并肿瘤—并切除
系统性	(有) 无	有 无	有 无
Hr（肝切除范围）	HrO · (S)·1 · 2 ·3	HrO · S · 1 ·2 ·3	HrO · S · 1 ·2 ·3
根治度	HCC:A₁ · A₂ · B · C	ICC:A · B · C	meta

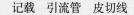
（Vp3、Vp4、Vv2、Vv3、B3、B4 完全切除,根治度为 C）

记载切除后的图像 切离面、引流管   记载 引流管 皮切线

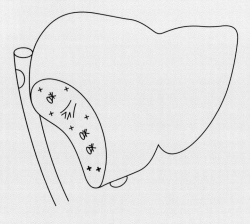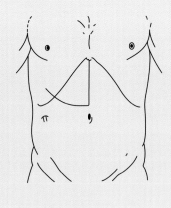

-5-

第 5 页：记载了术中所见的基本情况，包括所实施的术式，有无系统性和根治度。图像描绘了肝切除后的肝断面情况和引流管的位置。

切除标本肉眼、组织所见

病理 ID	**P20-1234**		姓名：日大太郎	
术式	**扩大肝 S6 切除术**	标本大小：**130mm × 115mm ×**	**45mm**	**240g**（有多个标本时全部记载）

第一肿瘤

段（6）	肿瘤直径　**62mm × 60mm × 50mm**
肉眼型（HCC）：早期·单结节·单增·(多灶)·浸润·块状	肉眼型（ICC）：肿瘤·浸润·发育
颜色：褐·(黄)·绿·乳　/　坏死：0%　/　出血：(无)·有	

〈肉眼所见〉	〈病理组织所见〉
	分化度：　高·(中)·低·未分化·特殊型
	配列：　细·(中)·大索状型·假腺管型·充实型·硬化型
Vp: (0)·1·2·3·4	Vp: (0)·1·2·3·4
Vv: (0)·1·2·3	Vv: (0)·1·2·3
Va: (0)·1·2·3	Va: (0)·1·2·3
B: (0)·1·2·3·4	B: (0)·1·2·3·4
	im:　　　　　+　　　(−)
P: (0)·1·2	数量、大小（1 个 70mm）
S: (0)·1·2（其他脏器浸润）·3（破裂）	S: (0)·1·2·3
断端 SM:　+　　(−)　（ 5 ）mm	断端 SM:　+　　(−)　（ 6 ）mm
发育方式：　(Eg)　　　　Ig	发育方式：　(eg)　　　　ig
Fc:　　(+)　　−	Fc:　　(+)　　−
Fc-inf:　　+　　(−)	Fc-inf:　　(+)　　−
Sf:　　(+)　　−	Sf:　　(+)　　−
无癌肝：　NL·(CH)/LF·LC	无癌肝：　NL·(CH)/LF·LC
TNM: T(2)N(0)M(0)	脂肪改变·肝细胞发育不良·增生性灶
分期：1 (2) 3 4A 4B	纤维化：f_0　f_1　f_2　(f_3)　f_4
切缘癌残留：(无（R−))　有（R+）	肝炎：a_0　(a_1)　a_2　a_3

（破裂标明为 S_3；但 T 因子不变）

第二肿瘤

段（ ）	肿瘤直径　　mm × 　　mm × 　　mm
肉眼型（HCC）：早期·单结节·单增·多灶·浸润　肉眼型（ICC）：肿瘤·浸润·发育	
〈肉眼所见〉	〈病理组织所见〉
断端 SM:　　+　　−　（　）mm	断端 SM:　　+　　−　（　）mm

第三瘤肿瘤

段（ ）	肿瘤直径　　mm × 　　mm × 　　mm
肉眼型（HCC）：早期·单结节·单增·多灶·浸润　肉眼型（ICC）：肿瘤·浸润·发育	
〈肉眼所见〉	〈病理组织所见〉
断端 SM:　　+　　−　（　）mm	断端 SM:　　+　　−　（　）mm

其他：

第 6 页：记录切除标本的尺寸、重量，肿瘤的大小及肉眼所见结果和病理组织所见结果。

（粘贴照片）

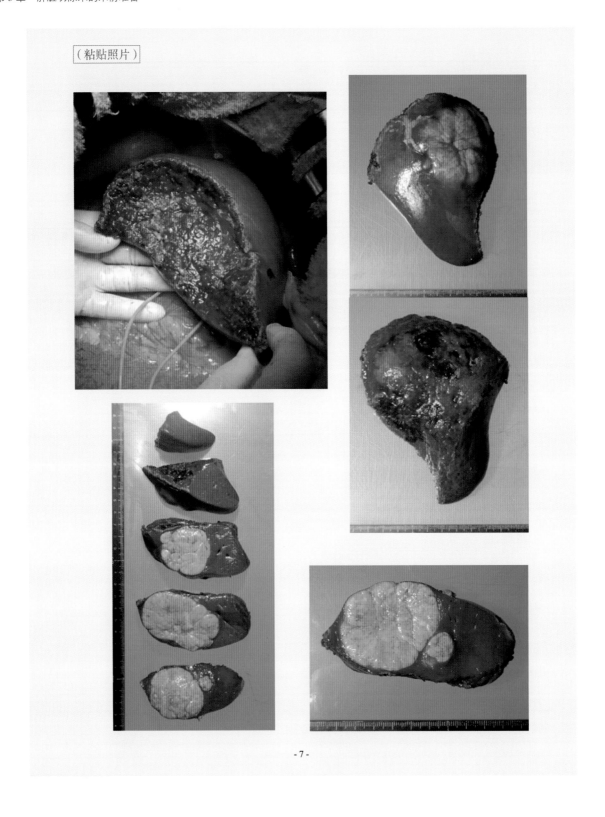

-7-

第 7 页：粘贴了肝离断面的术中照片和标本照片（整体，全部切面，最大切面）。

也就是说，在 5~7 页，从手术所见到术后病理所见制作了一系列紧凑完整的流程。

术后并发症

		初发日	内容
感染情况			
伤口感染（未达到肌层）	无 ⓗ有	2020 年 1 月 18 日	伤口清洗
伤口感染（达到肌层）	ⓝ无　有	年　月　日	
引流感染（不伴有胆汁漏）	ⓝ无　有	年　月　日	
腹腔内感染（不伴有胆汁漏）	ⓝ无　有	年　月　日	
败血症	ⓝ无　有	年　月　日	
肺炎	ⓝ无　有	年　月　日	
尿路感染	ⓝ无　有	年　月　日	
胸腔积液	ⓝ无　有	穿刺次数（全　次）（总量　　mL）	
腹腔积液	ⓝ无　有	腹引总排液量（　　　mL）	
术后出血	ⓝ无　有	年　月　日	
胆瘘	ⓝ无　有	年　月　日	
肺不张	ⓝ无　有	年　月　日	
心力衰竭	ⓝ无　有	年　月　日	
肾衰竭	ⓝ无　有	年　月　日	
肝功能衰竭	ⓝ无　有	年　月　日	
其他			
术中死	ⓝ无　有		
在院死亡	ⓝ无　有		

术后并发症的分类（Clavien-Dindo　分级）

0 级	无并发症
Ⓘ级	排除掉正常术后经过过程,不需要药物治疗或外科治疗、内镜治疗或雷珠单抗 (IVR) 治疗。但是,需要通过止吐、解热、镇痛、利尿来治疗,以及电解质补充、物理治疗（即使判断为需要或进行了这些,也设为Ⅰ级）。另外,床边开放的伤口感染也列为Ⅰ级
Ⅱ级	需要除止吐、解热剂、镇痛剂、利尿剂以外的药物治疗 包括需要输血和中心静脉营养的情况
Ⅲ级	需要外科治疗、内镜治疗、IVR 治疗
Ⅲ a 级	不需要全身麻醉的治疗
Ⅲ b 级	全身麻醉下的治疗
Ⅳ级	需要次重症监护室 / 重症监护室管理,威胁到生命的并发症（包括中枢神经系统的并发症）
Ⅳ a 级	单一的脏器衰竭（包括透析）
Ⅳ b 级	多器官衰竭
V 级	患者死亡
附加"d"	患者出院时持续伴有并发症时,将后缀"-d"（"disability"）附加到相应的并发症的级别上。以"例"表示了设想的出院时的状况

* 脑出血、脑梗死、蛛网膜下出血,但除外一过性脑缺血性发作

治疗后第一次的肿瘤标志物

AFP 4.0　AFP-L3<0.5　PIVKA2 20

第 8 页：记载术后有无并发症、初诊日期和治疗内容及经过。也确认 C~D 级。

术后随访　　　　　　　　　　　　手术日：2020 年 1 月 11 日　术式：扩大肝 S6 切除术

	日期	再发	部位	治疗	死亡	死因
①	2020 年 3 月 10 日	无ⓝ 有			无ⓝ 有	
②	2020 年 7 月 19 日	无ⓝ 有			无ⓝ 有	
③	2021 年 1 月 10 日	无ⓝ 有			无ⓝ 有	
④	2021 年 7 月 17 日	无 有ⓝ	S440mm，S823mm	TAE	无ⓝ 有	
⑤	年 月 日	无 有			无 有	
⑥	年 月 日	无 有			无 有	
⑦	年 月 日	无 有			无 有	
⑧	年 月 日	无 有			无 有	
⑨	年 月 日	无 有			无 有	
⑩	年 月 日	无 有			无 有	
⑪	年 月 日	无 有			无 有	
⑫	年 月 日	无 有			无 有	
⑬	年 月 日	无 有			无 有	
⑭	年 月 日	无 有			无 有	
⑮	年 月 日	无 有			无 有	
⑯	年 月 日	无 有			无 有	
⑰	年 月 日	无 有			无 有	
⑱	年 月 日	无 有			无 有	
⑲	年 月 日	无 有			无 有	
⑳	年 月 日	无 有			无 有	

-9-

第 9 页：每年记录 2 次术后门诊的数据和生死。

　　"日大式·肝癌登记表"并不是一张单一的癌症登记表，通过它，可以紧凑充分地阅览到患者的术式、检查结果、术后并发症、介绍方信息等必要内容。对作为患者介绍方的医生们，在感谢信的同时附上了这张表，得到了非常多的好评。

　　高山外科 20 年期间共制作了"9516 册"绿色工作表，对患者的个体化诊疗有很大帮助。

（穆瀚 译，刘晨 校）

第 **4** 章

肝离断的基本原则

A. 高山式手术技巧

我作为肝脏外科医生已主刀了 7 418 例肝癌和肝移植手术。我想向年轻的外科医生们传授以高山经验作为指导的手术原则,以及为患者实施 100% 安全的手术的方法。

1. 高山五条目

(1)大切口及开阔的术野:"大手术,大切口(big surgeon, big incision)"随着腹腔镜手术的出现已成为过去式,但在有出血风险的巨大肝癌病例中,应毫不犹豫地尽量获得开阔的术野。因为切口的大小,并不是肝脏手术中真正的优先事项。

(2)充分的肝脏游离:在诸如半肝切除中,通过充分的肝脏游离使切除部位置于术者指尖从而加以控制,是减少出血的重要手段。没有什么器官像肝脏一样,从周边脏器的游离程度与出血量如此息息相关了。

(3)切除面及肝离断的最优化:针对不同的病例设计不同的肝切除面,并根据脑海中的画面细致实施肝切除的能力,是作为肝脏外科医生最重要的事情。如果能达到无限控制出血的具有美感的肝切除面并乐在其中,则可称为出色的肝脏外科医生。

(4)干燥清爽的离断面:术中出血量与术后并发症有很强的关联。如果肝切除术后的离断面很干燥清爽,就不会有术后的出血、胆汁漏等并发症带来的副作用。

(5)完美的手术带来零死亡率:作为术者将上述做法全部完成不留遗憾,则可以实现外科医生的终极命题"零死亡率(zero mortality)"。即便是完美的手术也可能发生并发症,但其严重程度一定不会超出预期。术后死亡是外科医生的彻底失败,其责任完全归于主刀医生。认真地回顾分析一定会发现存在某种问题,克服这些问题并应用在下次的态度才是唯一的救赎。

2. "三种神器"

直到今天,我仍丝毫未变地喜欢使用作为国立癌症中心的住院总医师,在幕内雅敏老师的指导下无休止地修炼肝切除术时的手术器具(共 28 件,图 1),主要包括 Kent 自动拉钩、DeBakey 镊子、Kerry 钳子、Metchen 剪刀和 Hegar 持针器。

特别是离断肝实质时喜欢使用的"三种神器"(图 2),即①高山钳子(用于肝实质离断,18cm,图 3)、②长谷川钳子(用于带结扎线,16cm)和③Metchen 剪刀(用于脉管离断,18cm)这 3 件[1]。要想普遍地无差错地长时间反复进行肝离断技术,器械最好简便、无故障、通用性高。每年都有新的设备被开发出来,我也都试用过,但还没有可以超越钳子离断肝实质的东西。此外,电刀是所有的局面下最重要的全能器械。

肝实质的离断全部用高山钳子(截至 2021 年 12 月已被 50 个以上的机构采用)完成,这对我来说是最好的搭档。当然,超声刀(CUSA)的使用虽更为普遍,但各个外科医生最喜欢的器械才是"应该使用的器械",这一点已被随机对照试验所验证[1]。"新的不一定就是好的",因此应始终以怀疑的观点验证所使用的器械。

3. 引流三原则

在日本肝脏外科的黎明期(20 世纪 80 年代),我们被教导肝创面的"引流就是生命"。

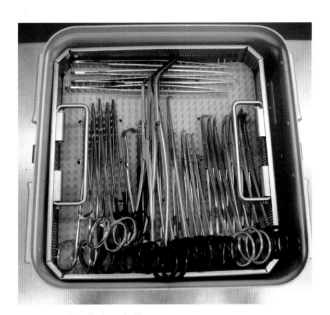

图 1　肝脏手术高山套装

由 28 个器械组成的套装,包括 DeBakey 镊子、Kerry 钳子、Metchen 剪刀、Hegar 持针器等器械。

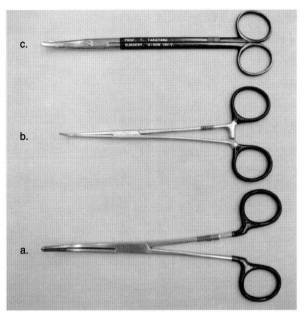

图 2　"三种神器"

肝离断时,仅使用高山钳子(用于肝实质离断,18cm)(a)、长谷川钳子(用于带结扎线,16cm)(b)和 Metchen 剪刀(用于脉管离断,18cm)(c)这 3 件就可以完成所有的手术。

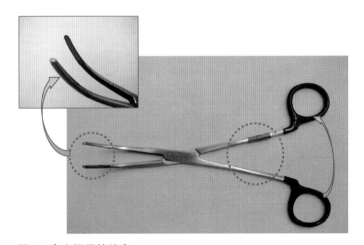

图 3　高山钳子的特点

对佩恩钳子进行了 3 点改良:①在顶端安装了金刚石尖端,对肝实质损伤更小;②去除了夹子,提高了钳子的柔韧性;③手持处以珐琅涂层,对术者的手指更为友好。

　　住院医师被指示观察引流管直至第二天早上,是否出现出血或胆汁漏等情况可谓是一喜一忧。目前,除了中度以上的肝硬化病例以外,引流管除了引流液体外,更重要的职责已经变为传递重要信息。

　　①直且短(straight and shortest):这是肝脏外科中最重要的原则。此外,关于引流管的尖端,原则上一个肝创面留置一根,尖端留置在最深处,要沿着肝创面(不要成锐角)。

　　②黄金时间(golden time):经验上,术后并发症发生的黄金时间,出血是 12h 内,胆汁漏是 24 小时内。如果过了上述时间,需要再次开腹的并发症就基本可以避免了。

　　③日本大学 3×3 法则:关于引流管拔除,日本大学有一个 3×3 法则。术后第 3 天引流液的胆红素浓度如果没有超过 3mg/dL,感染的风险显著降低(发生比 15.1,95%CI 3.0~92.1,$P<0.001$)的事实已经被多因素分析[2]及前瞻性试验[3]所证实,以此为基础可以早期拔除引流管。

总结和参考文献

从我 40 年肝脏外科经验总结而来的"高山式手术技巧"（高山五条目、"三种神器"和引流三原则）已解说完毕。

20 世纪 80 年代，我在国立癌症中心开始学业，尚处于黎明期的肝脏外科有很多"浴血奋战"的手术，但那主要是因为巨大肝癌、严重肝硬化和无视野肝切除等不利因素。现如今，这 3 个条件都已经被克服了，肝癌患者的近期和远期治疗成绩毫无疑问也取得了明显提高。我认为，外科医生在面对手术时只有一个目的，那就是"肝癌的根治"，"完全治愈"才应该是唯一的目标。

1）Takayama T, Makuuchi M, Kubota K, et al: Randomized comparison of ultrasonic vs clamp transection of the liver. Arch Surg **136**: 922-928, 2001

2）Yamazaki S, Takayama T, Moriguchi M, et al: Criteria for drain removal following liver resection. Br J Surg **99**: 1584-1590, 2012

3）Mitsuka Y, Yamazaki S, Yoshida N, et al: Prospective validation of optimal drain management "the 3 x 3 rule" after liver resection. World J Surg **40**: 2213-2220, 2016

B. 大手术，大切口

上述这个标题是"30 年前的常识"。我不认为切口大小是手术的本质，如果是进展期癌，大切口可能更好；如果是早期肿瘤，小切口也可以。我只是担心，不一定符合适应证的腹腔镜手术的费用会成为未来国民的一大负担。

1. 手术室配置

这里展示了日本大学肝切除的基本手术室配置，以及术者坐位 / 立位执刀的情形（图 1）。术者位于患者的右侧，有 3 名手术助手、2 名麻醉医生和 2 名护士。

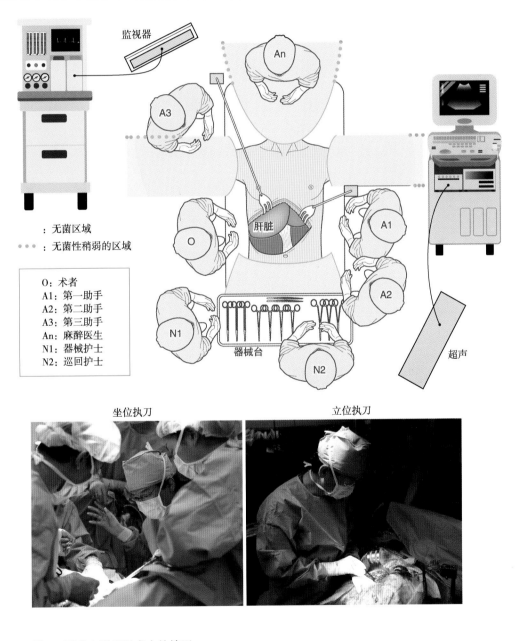

图 1　手术室配置及术中的情形
肝脏背侧及下腔静脉周边的剥离往往在坐位进行。

2. 实际手术入路

a. J形切口

日本大学肝切除标准采用此切口开腹（图2），如果是需要更开阔术野的病例（如右半肝切除，S7、S1切除等），则追加右侧开胸。正中显露白线，离断右侧的腹外及腹内斜肌。

以前的"大手术，大切口"概念，即便在腹腔镜手术已普及的今天，特别是对于高难度肝切除，仍是保障患者安全所不可或缺的。

b. 肋弓的离断

将腹外斜肌、腹内斜肌按层次离断后，显露右侧肋弓。为了预防出血，在肋弓切除范围的两端将肋间动脉缝扎（图3）。

将肋骨切除大约3cm，在该间隙将膈肌向头侧切离（图4）。

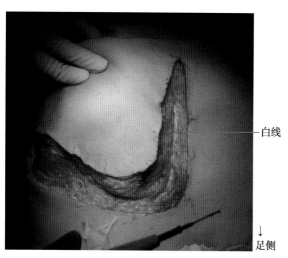

图2　右上腹J形切口

这是进腹前一步的状态。将中央的白线切开就进入了腹腔。

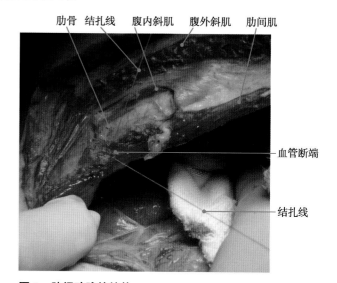

图3　肋间动脉的结扎

将右侧第9肋显露大概3cm，将沿其背面走行的肋间动脉的两端分别缝扎。

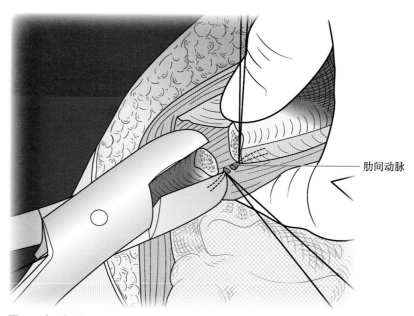

图4　肋弓切除

充分剥离肋骨周围，防止后续出血。

c. 从第 9 肋间进入

用电刀从第 9 肋骨的上缘慢慢切开,右侧胸腔被自然打开,进入胸腔(图 5)。

d. 确保胸腔空间

一旦进入右侧胸腔,紧紧贴着第 9 肋骨上缘将肋间肌用电刀切开。相应的膈肌也被打开,充分确保胸腔的空间(图 6)。

按标准是打开至腋中线为止,对于巨大肝癌或 S1 切除等病例也可延长至腋后线,确保较大的操作空间。

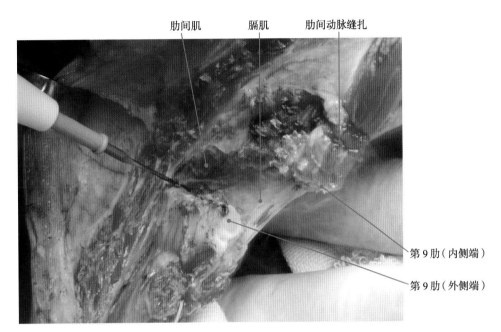

肋间肌　　膈肌　　肋间动脉缝扎

第 9 肋(内侧端)

第 9 肋(外侧端)

图 5　右开胸
沿第 9 肋骨上缘切离,自然而然打开右侧胸腔。

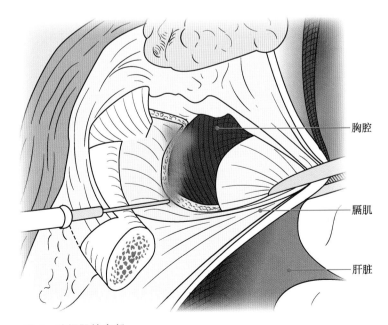

胸腔

膈肌

肝脏

图 6　肋间肌的离断
按标准离断肋间肌至腋中线为止。

e. 肝静脉的剥离

离断肝圆韧带,沿着肝脏打开镰状韧带。

在其头侧到达肝中及肝左静脉(MHV、LHV)的前方时,需谨慎进行剥离(图 7)。此外,用 Metchen 剪刀的尖端像抚摸肝表面一般一经擦拭,自然而然地肝表面就显露出来了,这就是最佳剥离平面。在半肝切除等伴随主要肝静脉离断的肝切除中,此处静脉根部也需要完全剥离。

f. 肾上腺的剥离

从足侧开始剥离肾上腺的 IVC 右侧部,直至术者左手的拇指和示指可于 IVC 左侧相接(图 8)。将肝短静脉剥离了足够长度后,于两端结扎并离断。最后剥离 IVC 右侧增厚的韧带(Makuuchi 韧带)[1],结扎并离断。

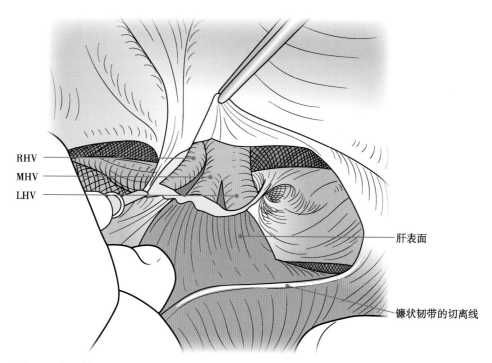

图 7　三根肝静脉的剥离
在肝上缘将三根肝静脉汇入 IVC 的部位仔细解剖。

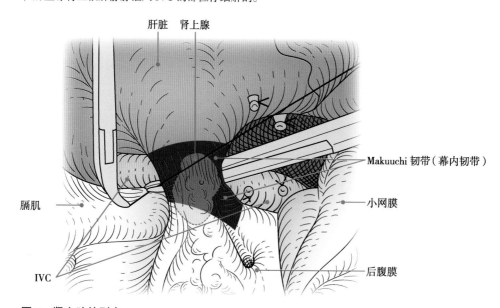

图 8　肾上腺的剥离
这个病例中,直径约 3mm 的肝短静脉有 2 根,分别予以两端结扎后离断。

g. 左侧冠状韧带的离断

在左肝系统的切除中,沿着镰状韧带继续向左侧将左侧冠状韧带用电刀切开(图 9),最后将左侧三角韧带结扎并离断。

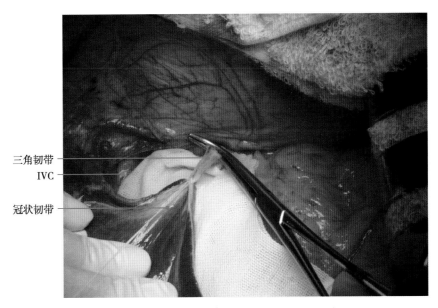

三角韧带
IVC

冠状韧带

图 9　冠状韧带和三角韧带的离断

总结和参考文献

在日本大学消化器外科,以巨大肝癌[2]、尾状叶肝癌[3]、肝门部胆管癌为首的高难度肝切除手术病例有很多。在此类手术中,大切口是必要的。此外,目前尚缺乏在高难度肝切除中关于开腹手术与腹腔镜手术优劣性的随机对照研究,目前仍应以患者的安全性作为最优先,为每个病例寻求最合适的手术方式。

1) Makuuchi M, Kosuge T, Takayama T, et al: Surgery for small liver cancers. Semin Surg Oncol **9**: 298-304, 1993
2) Yamazaki S, Takayama T, Moriguchi M,et al: Criteria for drain removal following liver resection. Br J Surg **99**: 1584-1590, 2012
3) Takayama T, Midorikawa Y, Higaki T, et al: Algorithm for resecting hepatocellular carcinoma in the caudate lobe. Ann Surg **273**: e222-e229, 2021

（吕昂　译,项灿宏　校）

C. 高山式离断的奥秘

对肝脏外科医生来说，"肝离断之美"就是手术的生命线。使用什么设备都可以，本人喜欢的设备就是最好的伙伴。高山教授不需要超声刀（CUSA）和 Bipolar，经典设备是高山钳子、长谷川钳子和 Metchen 剪刀（"三种神器"），无论什么肝实质离断（liver parenchymal transection）都能顺利进行。看了这么多年，现在肝离断面还是不大好看。所以，我想把我多年的经验和肝离断技巧传授给你。

1. 穷尽奥秘

奥义是指在技艺中深奥的最重要的点。肝离断钳夹法（clamp crushing method）[1]使用该方法的最大优点在于，通过高山钳子，手术人员可直接感知肝实质、Glisson、肝静脉各自具有的"独特触感"，从而消除切除对象的角度、深度等障碍，使得在肝脏组织里"随心所欲"地画出想要的离断面成为可能。外科医生如果依靠这种触感磨炼技术，所有的术式都能安全完成。

关于"手工法和器械法"的优劣的讨论是无稽之谈，在几乎所有的随机对照试验中没有显著性差异[1]。肝离断的目标是少于 1mL 的出血和低于 1% 的并发症。能够高效率地再现这一点的手法，就是那个外科医生的风格。当然，我也不是顽固到无视新技术和新器具的程度，在课堂上也进行了几种尝试，但最终还是没有改变方针。同样，肝切除中的开腹手术和腹腔镜手术也没有本质上的区别，因为它们各有利弊，两者的优越性都无法证明。

2. 序章：肝表面处理

首先在肝表面描画出切除线，解剖性肝切除利用缺血线或染色线等，非解剖性肝切除则依靠肿瘤的硬度或肝内脉管确定切除界限，用电手术刀标记肝被膜，最后利用术前图像和术中超声波设定切除线[2]。

站在术者一侧，通常从患者的肝尾侧开始，将高山钳子立成近似直角（前端打开约 2~3 根火柴棒的距离）爱护性地钳夹。沿着切离线压钳夹 4~5 下后，用长谷川钳子将创面上残留的脉管挑出，第一助手站（前站）双重结扎，用 Metchen 剪刀剪断脉管，注意在残存侧留有一定的余量。

这是肝离断时高山钳子的朝向，前半部分为了防止肿瘤暴露，离断得比目标 Glisson 稍远一些，后半部分朝向目标（图 1）。结扎的质量很重要，为了不撕裂血管，要求"使第 2 手指无力化，指尖靠近结扎点，结扎点直线化"（高山第 1 原则）（表 1）的硬变肝病例，在肝脏表面（距离肝表面 ~3cm 距离）的出血较多，但通过助手的适当抽吸，为术者创造一个能够平稳缝合的环境（实际上，助手的能力决定出血量）。对于离断面的出血部位，采用 4-0 Ti-Cron™ 缝合结扎方法确切止血，但提倡"肝实质要宽且深，肝静脉要一次结扎有效，肝静脉要最小限度"（高山第 2 原则）（表 2）。

不管怎样，只要手术者的左手手指放在肝离断面上，到达可以与主要 Glisson 和肝静脉相遇的深度，肝实质的出血就会逐渐恢复得到控制。

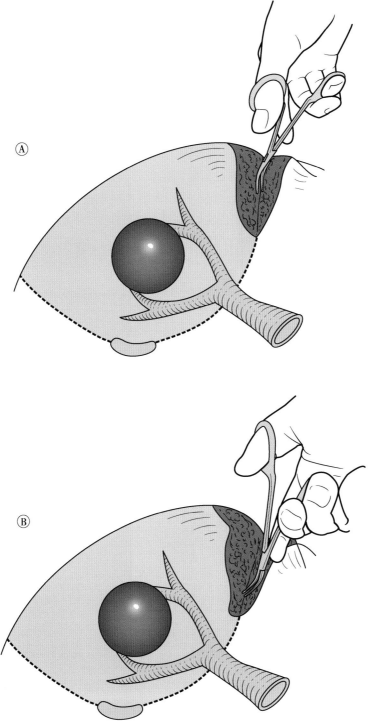

图 1　肝离断中的高山手术钳
前端朝向肝离断面,前半部分离肿瘤较远(A),后半部分直奔目标 Glisson(B)。

表 1　高山第 1 原则: 结扎(为了不撕裂静脉)

①使第 2 手指无力化

②指尖靠近结扎点

③结扎点直线化

表 2　高山第 2 原则: 止血(为了一次性止血)

①肝的实质是宽而深

②肝静脉要一次性有效

③肝静脉要最小限度

3. 中盘：Glisson 处理

以"幕内肝段切除"为例,需要处理的 Glisson 是第三级分支。

作为 Glisson 处理的原则(高山第 3 原则)(表 3),①到达 Glisson 被膜后用高山钳在切除侧进行 1cm 左右的肝实质全周剥离,②使针线沿被膜呈"直角"通过(有阻力时打在分支上,通过点向末梢侧错位),在 3 双结扎(2-0 丝线 & 3-0Ti Cron™ 刺通)上切开。

具体来说,S8 段切除的第一步是处理两条三级分支(G8v、G8d)(图 2),通过预先充分的肝脏游离,术者用左手手指控制切除部位,有助于减轻出血。首先,从染色法识别的 S8 段的尾部开始肝离断。在肝硬化的病例,即使是浅表肝组织的离断,有时也会遇到较快的出血,这时只能耐心地仔细止血。当离断深度达到 3cm 左右时,将钳头转向"内向"进行离断,用超声波再次确认 G8,直线接近其根部。如果能直接到达 G8 根部就好了,如果移位的话,由于周围有数个分支,顺着分支向头侧追寻,就一定能确保到达 G8 (图 2),即使是三级分支也相当坚固,所以要在双重结扎后切开。

> **胆汁漏的机制**
>
> 肝切除的离断面上露出的肝内 Glisson 周围有许多图像上无法识别的分支,这正是术后胆汁漏的原因。进行了爱护性的肝离断,绝对做到"不损伤 Glisson 鞘"。
>
> 具体来说,当看到白色的纤维状分支时,①从肝门鞘向肝实质方向,仅依靠器械尖端的重量进行分离。②不要钳夹,用长谷川钳尖端小心地捧起分离的分支,用 4-0 丝线结扎、切断。③在第三级分支水平上,压出与螺旋直径一致的宽度,沿螺旋鞘通过手术钳,进行双重结扎、切断(2-0 丝线 & 3-0 Ti-Cron™)。
>
> "不伤害鞘!不拔分支!"是大原则。

4. 终盘：肝静脉处理

下一步的处理是识别并露出形成 S8 边界的肝静脉主干的技术。

作为肝静脉处理的原则(高山第 4 原则)(表 4),①分支从头侧到尾侧呈锐角(柳枝状),因此从头到尾方向处理小分支。②分离钳沿肝静脉壁直接抚摸使用。③单结扎(4-0 丝线)后切开,但肝静脉壁薄弱容易撕裂,应慎重结扎。

G8 被处理的部位的头背侧 2cm 左右存在肝中静脉(MHV)和肝右静脉(RHV),向头侧的离断直接到达主干即可,但如果有偏差,作为对应在该术野的极近处肝静脉一级,二级分支应该存在。相信这样的话,稍微扩大探查性地剥离肝静脉就能发现这个分支,把它追向头侧就一定能露出主干(图 2),肝静脉次级分支脆弱易裂,所以要无限温柔地抚摸剥除,肝静脉青白色的外膜就会自动露出来。另一方面,作为地标的 MHV、RHV 主干比较坚硬,在根部将流入的二级分支单结扎(4-0 丝线)、切离的同时到达下腔静脉 (IVC)主干,必定能够完成美丽的 S8 切除(图 2)。

在"高山背方切除"[5,6](图 3)中, MHV,将 RHV 主干的"背面"从尾状叶腔静脉旁部剥离的技术要求。当然,这种操作在原位是困难的,因此,和肝移植一样,在确保全肝游离、确保三支肝静脉的基础上,通过左右大幅度回旋手术台,从"左、右两侧离断"而不是从背面离断尾状叶,就可以在离断面上露出三支肝静脉的背面(图 3)。

表 3　高山第 3 原则：Glisson 处理（避免胆汁流出）

①剥离 Glisson 覆盖膜
②手术钳以"直角"通过
③双重结扎（2-0 丝线 & 3-0 合成线）

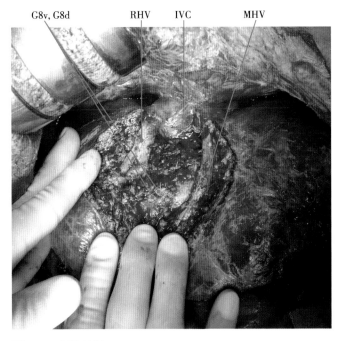

图 2　S8 切除地标
可以观察到在离断面出现的地标有 G8v、G8d、RHV、MHV、IVC。

表 4　高山第 4 原则：肝静脉处理（避免损伤静脉壁）

①分叉按头→尾方向处理
②沿着墙壁"抚摸"剥离
③结扎绝对不能失败

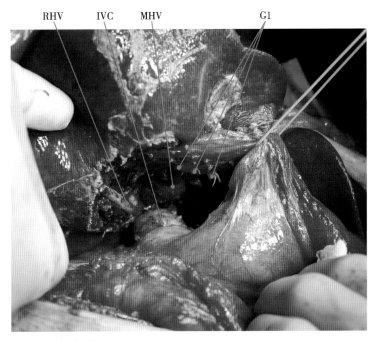

图 3　S1 切除地标
作为离断面出现的地标，可以观察到 G1、RHV、MHV 和 IVC（RHV、MHV 和 IVC 与 S8 切除后暴露的静脉群是镜面对称的关系）。

　　另外,肝静脉出血有两种原因,一种是因为细小分支被拔出,另一种是因为主干撕裂。具体的处理方法请参考以下。

静脉出血的机制

　　肝静脉是肝内脉管中最脆弱的,一旦严重受损,就有大出血的风险。解剖性肝切除必须暴露地标性肝静脉主干,这时发生的出血有两种机制(图 4)。

　　Ⅰ.细小分支拔出出血:肝静脉壁受到外力而拔出细支引起的出血。

　　Ⅱ.肝静脉主干断裂出血:肝静脉的主要分支在纵向上发生破裂出血。

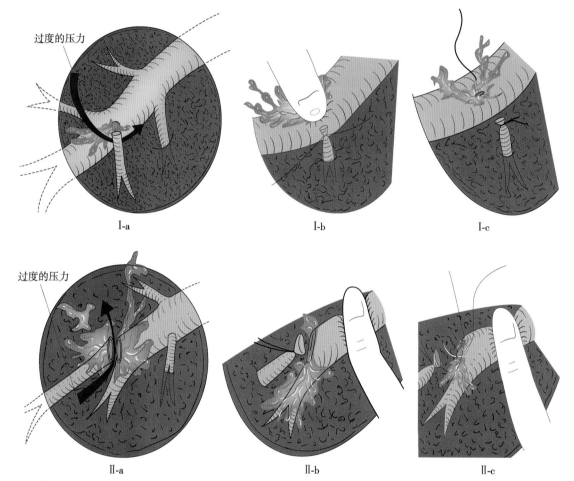

图 4　肝静脉出血的原理和止血方法
Ⅰ.细小分支拔出出血(a:拔出细小分支主要从主干一侧出血→b:末梢结扎止血,中枢压迫止血→c:中枢缝合止血)。
Ⅱ.肝静脉主要分支破裂出血(a:对主肝静脉分支的损伤,两端出血→b:末梢结扎止血,中枢压迫止血→c:中枢连续缝合止血)。

---

5. 胜负:离断面的美学

　　细心、可靠地处理肝实质、Glisson、肝静脉 3 种对象的能力,就是肝脏外科的核心能力。外科医生制作的"肝离断面"决定了整个手术的成败。术野以"干燥则成功,潮湿则担心"为戒,在成为肝脏外科医生 40 年的今天,我仍然保持着紧张感完成每一台手术。

总结和参考文献

钳夹法,极具外科风格的技术,只要使用廉价、不坏、无死角的高山"三种神器",将方向失真最小化,则任何肝脏离断都能够完美地完成。此外,还分析了全国数据,并就"基于患者个体肿瘤条件的最优术式"进行研究,提出"高山肝切除治愈等级"的建议,供大家参考。

1）Takayama T, Makuuchi M, Kubota K, et al: Randomized comparison of ultrasonic vs clamp transection of the liver. Arch Surg **136**: 922-928, 2001

2）Takayama T: Surgical treatment for hepatocellular carcinoma. Jpn J Clin Oncol **41**: 447-454, 2011

3）Yoshida N, Yamazaki S, Takayama T, et al: Safety and feasibility of a novel non-thermal device for tissue dissection: a preliminary study of the DD1 differential dissector. BioScience Trends **12**: 60-67, 2018

4）Nakayama H, Takayama T, Okubo T, et al: Proposal of objective morphological classification system for hepatocellular carcinoma using preoperative multiphase computed tomography. J Gastroenterol **49**: 1430-1437, 2014

5）Takayama T, Tanaka T, Higaki T, et al: High dosal resection of the liver. J Am Coll Surg **179**: 72-75, 1994

6）Midorikawa Y, Takayama T: Caudate lobectomy; segmentectomy 1（with video）. J Hepatobiliary Pancreat Sci **19**: 48-53, 2012

7）Takayama T, Yamazaki S, Matsuyama Y, et al: Prognostic grade for resecting hepatocellular carcinoma; multicentre retrospective study. Br J Surg **108**: 412-418, 2021

D. 自己的离断法是最好的

以安全高效的手法为目标,开发了各种各样的肝实质离断技术。离断大致分为手工法和器械法,近年来通过随机对照试验(RCT),有了一定的见解。

1. 手工法

我们一直很喜欢使用钳夹(clamp crushing, CC)法[1],即用钳子将肝实质夹碎后,对留下的脉管进行结扎、切断;无需昂贵的机器,任何人都可以实施。与器械法相比,钳夹法易于自由设定离断面,可将地标肝静脉无损伤地暴露在离断面上。另一方面,器械法则需要更多的经验来掌握技术。

2. 器械法

肝离断作业的工序有肝实质破碎、破碎组织抽吸、脉管结扎和离断。

a. CUSA®

除上述用钳子夹住肝实质进行肝实质破碎外,CUSA 还可以通过超声波振动同时对接触的肝组织进行破碎乳化,并吸除破碎组织。

在肝实质破碎方面,Takayama 用 RCT 比较了 CC 和 CUSA,出血量、离断速度、术后并发症的发生率没有显著性差异,但是在肝脏离断的质量、地标静脉的暴露、避免暴露肿瘤方面 CC 较好(表 1)。在组织破碎方面,Lesurtel[2]对比了 CC、CUSA、水射流解剖器和分离凝闭器,无论是手术时间、出血量还是输血发生率,CC 都非常优秀。

表 1　切除肝的评分和分级

	CUSA® (*n*=66)	CC (*n*=66)	95%*CI*	*P* 值
评分				
出血量(0 分,<1 000mL;2 分,1 001~1 500mL;4 分,>1 500mL)	0(0~4)	0(0~4)	0~0	0.87
离断时间(0 分,<60min;1 分,61~90min;2 分,>90min)	0.5(0~2)	0(0~2)	0~0	0.55
技术过失(0 分,无;2 分,轻微;4 分,严重)	0(0~4)	0(0~2)	0~0	0.18
外科切除断端(0 分,≥5mm;4 分,1~4mm,8 分,肿瘤暴露)	4.0(0~8)	4.0(0~8)	0~4.0	0.04
地标暴露(0 分,完整;4 分,不完整;8 分,无)	0(0~4)	0(0~4)	0~1.0	0.03
术后并发症(0 分,无;2 分,轻症;6 分,重症)	0(0~6)	0(0~6)	0~0	0.28
合计评分	5.0(0~19)	4.0(0~12)	0~2.0	0.03
级别 /%				
A(优)	13(20)	15(23)	−8~4	
B(良好)	16(24)	28(42)	−19~−5	
C(普通)	21(32)	16(24)	−2~2	
D(不良)	16(24)	7(11)	2~16	

(引用 Takayama T, et al: Ach Surg.136; 922-28, 2001)

b. LigaSure®

最近的脉管密封系统（LigaSure® En Seale® 等）是在将组织夹在中间加压的状态下，以恒温放出双极性电流，通过发热使组织和脉管融合并关闭的机器。LigaSure® 的优点是内部装有铁，无须更换器械即可进行切割，由于采用钳形形状，所以也可用于实质性破碎。Saiura 等[3]关于处理方法，对 CC 和 LigaSure® 进行了 RCT 比较，出血量没有显著差异，但 LigaSure® 的离断速度明显快（$P<0.001$）（表 2）。

表 2　肝离断设备的 RCT

作者（年）	病例数 *1	使用设备			结论
Takayama T（2001）	66	CUSA®	VS	CC	CC 更好（$P=0.03$）
Lesuurtel M（2005）	25	CUSA® 或 WJD 或 DS	VS	CC	CC 更好（$P<0.001$）
Arita J（2005）	40	DS	VS	CC	｜没有明显差别（$P=0.252$）
Saiura A（2006）	30	BVSD	VS	CC	BVSD 更好（$P<0.001$）
Lupo L（2007）	24	RFA	VS	CC	CC 更好（$P<0.001$）
Ikeda M（2009）	60	BVSD	VS	CC	｜没有明显差别（$P=0.14$）
Kaibori M（2013）*2	54	RFA	VS	CC	RFA 更好（$P<0.000\,1$）
Muratore A（2014）	50	BVSD	VS	CC	没有明显差别（$P=0.089$）
Ichida A（2016）	122-125	BVSD	VS	CC	BVSD 更好（$P=0.043$）

*1 每 1 组病例数，*2 两组都使用 CUSA。

CC，钳夹法；WJD，水射流解剖器；DS，分离凝闭器；BVSD，双极血管凝闭装置；RFA，射频消融装置。

3. 手工法 vs 器械法

除 Karibori 等总结的有关肝离断器械有效性的 RCT（9 例）报告外（表 2），均为 CC 和肝离断器械的比较。虽然每年都在进行肝离断器械的开发和改良，但到 2005 年为止，肝离断器械未能取得超过 CC 的成果。Saiura 等[3]显示 BVSD 在肝离断速度方面显著良好。2016 年 Ichida 等报告 BVSD 可以显著降低出血量。

总结和参考文献

关于肝离断器械的众多 RCT 也无法确定最佳的手法，关键是采用各种器械最流行的方法安全地进行肝离断。我们根据长期的经验和大量的手术案例，认为 CC 是最好的。

1）Takayama T, Makuuchi M, Kubota K, et al: Randomized comparison of ultrasonic vs clamp transection of the liver. Arch Surg **136**: 922-928, 2001
2）Lesurtel M, Selzner M, Petrowsky H, et al: How should transectionof the liver be performed? Aprospective randomized study in 100 consecutive patients: comparing four different transction strategies. Ann Surg **242**: 814-823, 2005
3）Saiura A, Yamamoto J, Koga R, et al : Usefulness of Ligasure for liver resection: analysis by randomized clinical trial. Am J Surg **192**: 41-45, 2006

（张宇华 译，陈祖舜 校）

E. 解剖性与非解剖性

肝脏的解剖性切除是现代肝脏外科的标准手术,对于经门静脉进展倾向较强的肝细胞癌病例中,解剖性切除是第一选择。这一策略是基于以下事实:即使对于直径 <5cm 的小肝癌,荷瘤区域的显微镜下转移率也高达 35%。但是,解剖性切除的优势在客观上尚未得到证明。

1. 实践

解剖性切除包括两种类型的肝叶切除(右半肝、左半肝),4 种类型的区域切除(前区、后区、内区、外区)和八种类型的亚区域切除(S1~S8)。实际上,肝切除是一个包括①肝门处理;②肝脏游离;③区域确定;④肝实质离断四个步骤的定型术式。

幕内标准被广泛用于确定肝切除的适应证及切除范围。评估指标为腹水、血清胆红素值、$ICG-R_{15}$ 值。右半肝切除的 $ICG-R_{15}$ 值应 <10%,左半肝切除应 <20%,亚区域切除应 <30%。参照这个标准,日本的肝切除术后死亡率低于 1%,取得了世界领先的成果。

2. 结果

在 10 篇文献中(表 1),研究探讨了肝细胞癌的解剖性切除和非解剖性切除的优劣。对肝切除的"解剖性 vs 非解剖性"两组进行了比较,有 6 篇文献研究则显示解剖性与非解剖性无显著差异,而有 4 篇文献研究显示解剖性切除在患者总体生存率方面优于非解剖性切除。

以前者为例,以 Marubashi 等使用倾向评分法的"解剖性 vs 非解剖性"比较(658 例)为例。对比两组背景有显著差异的因素是出血量(1 433mL vs 1 089mL)、手术切缘(6.4mm vs 5.4mm)和标本重量(266g vs 115g)。总生存风险比为 1.14(95%CI 0.85~1.51,P=0.381)(图 1)[3],两组 10 年内的生存曲线基本重合。同样地,两组在无复发生存率方面也没有显著差异(0.95,95%CI 0.74~1.22,P=0.70)。因此,在患者的生存率方面,"解剖性和非解剖性"没有显著差别。

另一方面,作为后者的例子,以 Kaibori 等使用倾向评分法的"解剖性 vs 非解剖性"比较(710 例)为例(图 2)。有显著性差异的因素只有显微镜下 R1(1.4% vs 5.1%)。总生存风险比为 1.67(95%CI 1.28~2.19,P=0.001),因此,在患者的生存率方面两者有显著性差异(解剖性 > 非解剖性)。

那么,在日本著名医疗机构中采用相同手术方法时,"为什么会出现相反的结果?"简而言之,是因为研究对象的不同或存在差异。例如,在总体生存率没有显著差异的 Marubashi 的研究中包含了各类病例,而在总生存率有显著差异的 Kaibori 的研究中限制了研究对象(单发肿瘤 <5cm)。也就是说,如果你有一定的样本量,并允许使用有利于其中一种术式的因素,那么某一群体就会有显著差异("亚组分析"的魔术:高山忠利的造词)。即使是有限的发现,也很重要,但并不一定与外科临床的总体结论一致。

3. 观点

要解决"解剖性 vs 非解剖性"争论的问题,唯一的办法就是进行随机对照试验。实际上,为了得到客观正确的结论,高山等正在实施一项为期 10 年的随机对照试验——"肝癌切除术式的随机对照试验"(UMIN-CTR 注册号 C000000086)。

表 1　肝细胞癌的切除结果（解剖性与非解剖性）

作者	机构	Journal	年	*n*	患者生存
Kaibori M	关西医科大	Surgery	2006	247	AR=NA
Wakai T	新泻大学	Ann Surg Onco	2007	158	AR>NA
Yamashita Y	九州大学	J Am Coll Surg	2007	321	AR=NA
Eguchi S	肝癌研究会	Surgery	2008	5 781	AR=NA
Kamiyama T	北海道大学	J Surg Oncol	2010	285	AR>NA
Dahiya D	长庚大学（中国台湾）	Surgery	2010	373	AR=NA
Kishi Y	东京大学	Br J Surg	2012	276	AR>NA
Hirokawa F	大阪医科大学	Surgery	2015	350	AR=NA
Marubashis S	大阪国际癌症中心	Br J Surg	2015	658	AR=NA
Kaibori M	多机构共同（日本、韩国）	J HBP Sci	2017	710	AR>NA

AR，解剖性肝切除；NR，非解剖性肝切除。

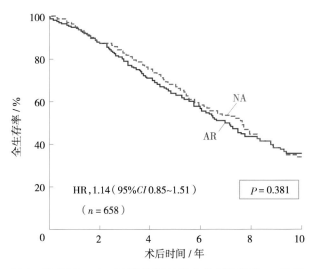

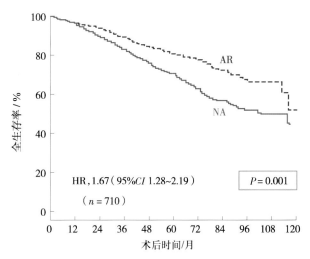

图 1　采用 Marubashi 等的倾向得分的"解剖性 vs 非解剖性"

（引自 Marubashi S, et al：Br J Surg 102：776-784, 2015）

图 2　采用 Kaibori 等的倾向得分的"解剖性 vs 非解剖性"

（引自 Kaibori M, et al；J Hepatobiliary Pancreat SCI 24；616-626, 2017）

总结和参考文献

随着解剖性肝切除的普及，肝细胞癌患者的短期和长期预后都得到了明显的改善，这一点是毋庸置疑的。Couinaud 区域单元的解剖性切除手术是由幕内和高山等[1,2]在所有肝脏 8 个区域中发明的，并发展成今天的标准手术。剩下的问题是证明"解剖性 vs 非解剖性"的显著差异。

1）Makuuchi M, Hasegawa H, Yamazaki S: Ultrasonically guided subsegmentectomy. Surg Gynecol Obstet **161**: 346-350, 1985

2）Takayama T, Tanaka T, Higaki T, et al: High dorsal resection of the liver. J Am Coll Surg **179**: 72-75, 1994

3）Marubashi S, Gotoh K, Akita H, et al: Anatomical versus non-anatomical resection for hepatocellular carcinoma. Br J Surg **102**: 776-784, 2015

4）Kaibori M, Kon M, Kitawaki T, et al: Comparison of anatomic and non-anatomic hepatic resection for hepatocellular carcinoma. J Hepatobiliary Pancreat Sci **24**: 616-626, 2017

F. 肝静脉重建的肝切除

随着肝静脉重建的肝切除手术适应证扩大,各种重建方法已被报告。在剩余肝脏发挥功能方面,至少需要保留 3 支肝静脉中的 1 支静脉,如果无法保留则需要进行静脉重建。

1. 肝静脉重建的要点

a. 重建的原则

血管吻合应先从深部或吻合相对困难的部位开始。采用细的血管缝线,注意不要将吻合口缝线拉得过紧。防止重建过程中引起肝脏淤血而导致出血,同时应对肝断面彻底止血。

b. 重建的适应证

主要肝静脉必须要有 1 支保留。当残余肝脏的淤血区域超过 1 个亚段以上时,则需要重建该引流该区域的静脉。在手术过程中,通过多普勒超声评估残肝的血流变化,如果有淤血的表现,则应进行肝静脉重建,以保护残肝的功能。

c. 再建的注意事项

保证手术视野是最重要的,而助手对视野的暴露非常关键。为了避免吻合位置偏移,第二助手应该把持住血管吻合钳的环形部分,并注意钳子的放置方向。吻合口的血管壁内翻会导致血栓形成,应予以注意。手术医生和助手应协作操作,确保缝线不会卷曲。

2. 根据病例进行研究

a. 病例 1：1 例肝静脉 2 处重建

36 岁,男性,大肠癌肝转移(6cm)患者,肿瘤侵犯肝左静脉(LHV)- 肝中静脉(MHV)合流部,行含 MHV 的扩大左肝切除术。半年后,肿瘤复发,同时浸润 V5 2cm,再次行肝切除手术,同时使用自体大隐静脉移植(长 3cm,直径 1.5cm)重建。1 年后,再次复发,RHV 根部出现一个直径约 4cm 大小的转移病灶,行动脉灌注化疗无效且病灶增大至 8cm。

因此行肝切除术以及残留 RHV 的第二次重建。

Pringle 法阻断全肝血流的情况下行 S7+S8 切除术,手术过程中没有裸露肿瘤。此时,在 RHV 离断的远端与 IVC 中插入导管进行转流,以避免残留肝脏淤血,同时可得到良好的止血效果(图 1)。

然后,使用自体髂总静脉(长 4.5cm 直径 2cm)作为移植物,与 RHV 根部连续缝合(8-0 Prolene),残留 RHV 断端和移植物行端端吻合。手术后 3 个月进行肝静脉造影,确认吻合部位开口处通畅,该患者未出现肝功能不全。

b. 病例 2：从切除的肝脏中获取移植物

57 岁男性,大肠癌肝转移患者,在 S7 部分切除手术后 1 年 2 个月,S1 肿瘤侵犯 MHV 5cm,拟行肝转移灶切除。通过 CT 体积测量,右后区域的体积仅为 17%,考虑到即使施行门静脉栓塞术后,切除左三区仍存在较高风险。

因此,患者接受了包括尾状叶切除在内的扩大左半肝切除手术。从切除肝中获取了门静脉左支、门静脉左内支以及门静脉脐部的 Y 型移植物,将 LHV 的断端与门静脉脐部吻合(5-0 Prolene),将门静脉左内支与 V8 吻合(6-0 Prolene)后,将残留在肝断面的 LHV 主干与门静脉左支吻合(5-0 Prolene)(图 2)。

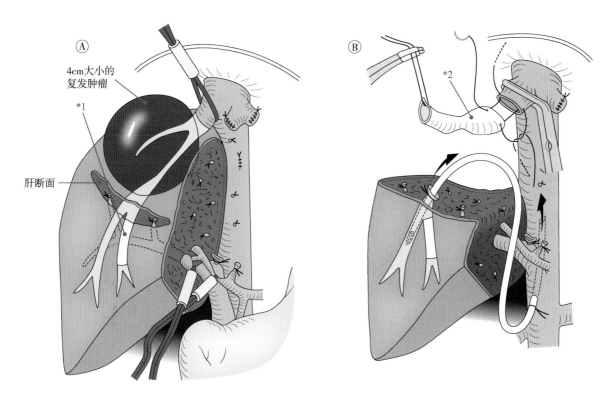

图 1　病例 1 的肝静脉重建

A: Pringle 法下肝 S7+S8 切除。

B: 在导管转流下将 RHV 根部与自体静脉移植物行端端吻合, 然后将导管拔除, 残留 RHV 断端与移植物行端端吻合。

*1: 利用大隐静脉行 V5 重建。

*2: 利用髂总静脉行 RHV 重建。

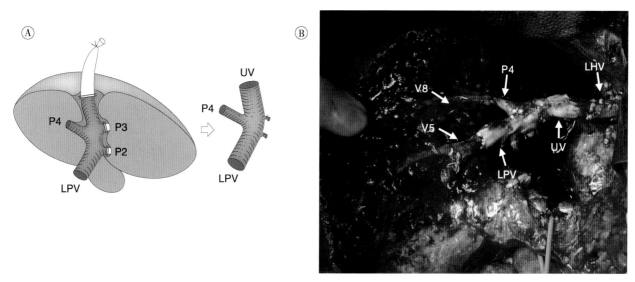

图 2　病例 2 的肝静脉重建

A: 从切除的肝中取出 Y 形移植物, 用于重建 MHV。为了避免感染, 尽量避免在体内留下人工血管等造制品。

B: 使用取出的移植物重建 MHV 和 V8, 手术耗时 9h 30min, 出血量 1 264mL, 术中未输血。

　　MHV 重建术中使用超声判断肝切除术后右前区域门静脉血流方向十分必要。

　　术后恢复顺利, 术后第 1 周 CT 扫描明确移植物血流通畅。在本病例中, 完全没有必要担心移植物获取相关并发症的发生。

总结和参考文献

肝静脉重建的适应证，是在考虑剩余肝体积以及术中多普勒发现门静脉血流减少或逆流的基础上决定的。血管吻合应从深部、吻合困难的地方开始，包括确保视野在内以及与助手的相互协调也是很重要的。

1）Sano K, Makuuchi M, Miki K, et al: Evaluation of hepatic venous congestion: proposed indication criteria for hepatic vein reconstruction. Ann Surg **236**: 241-247, 2002

2）Takayama T, Nakatsuka T, Yamamoto J, et al: Re-reconstruction of a single remnant hepatic vein. Br J Surg **83**: 762-763, 1996

3）Sano T, Shimada K, Nara S, et al: Reconstruction of hepatic venous tributaries using a Y-shaped left portal vein graft harvested from a resected left liver. Hepatogastroenterology **55**: 228-230, 2008

G. 开放手术与腹腔镜手术

据日本国家临床数据库（National Clinical Database, NCD）报道，腹腔镜下肝切除术呈逐年增加趋势，现在几乎所有的术式都已纳入医疗保险。但由于腹腔镜手术是在特定条件下再现既有术式而发展起来的，因此目前还没有独特的新术式。由于 2014 年肝胆领域的惨痛事故，日本提出了适用于腹腔镜手术的难度评分（Difficulty Score）[1]参考标准，该标准重视手术安全性，并且依据难易度和熟练度进行手术推荐。

本文比较了日本大学消化器外科和 Gayet B 领导的蒙苏里斯互助研究所（Institut Mutualiste Montsouris，IMM）进行的高难度肝切除手术。

1. 随机对照试验

自 2010—2017 年纳入医疗保险的 7 年间，开放性肝切除术占整体的 76.7%，腹腔镜下肝切除术占 23.3%（图 1）。腹腔镜手术与开放手术相比，患者伤口疼痛轻，局部视野大，出血量少，同时具有手术时间短，并发症少，住院天数少等优点[2]。OSLO-COMET 研究显示，开放手术和腹腔镜手术的手术并发症差异为 31% vs 19%（P=0.021）且腹腔镜视觉效果更好，但 Clavien-Dindo 分类Ⅲa 以上的并发症没有明显差异。另外，腹腔镜手术与开放手术的手术时间［中位数分别是 120min（106~134）vs 123min（108~138），P=0.76］，术中出血量［中位数是 200mL（126~273）vs 300mL（224~375），P=0.062］，以及术后中位生存期中位数分别为 80 个月 vs 81 个月（P=0.91）没有明显统计学差异。

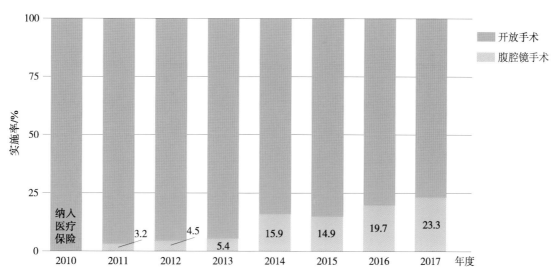

图1　腹腔镜下肝切除术的实施率

（引自 National Clinical Database）

2. 高难度手术

日本大学消化器外科与 IMM 比较了结肠癌肝转移病例中行尾状叶切除术的临床疗效 3）。患者的详细情况：肿瘤数目［2 个（1~6）（IMM）vs 3 个（1~29）（日本大学），P=0.022］，在 5 个及以上切除的病例中 0 例（IMM）vs 18 例（日本大学）（P<0.001）开放手术占比更高，并且选择了更复杂的手术方式。一方面，采用术前化疗和门静脉栓塞术后再行肝叶切除（追加部分肝切除）与单纯二步肝切除法比较。两者的

无复发生存率［1 年、5 年、10 年：腹腔镜手术为 96.3%、61.1%、30.6%，开放手术为 71.1%、56.6%、30.2%（*P*=0.451）］无明显差异。而从生存曲线来看，开腹手术因肿瘤个数及进展的病例较多，因此 1 年内的复发率较高。另一方面，据 NCD 报道，在有腹腔镜手术适应证的病例中，高难度尾状叶切除术也取得一定的疗效，腹腔镜手术和开腹手术相比，其中死亡率无显著差异（图 2）。而腹腔镜手术在住院天数和手术并发症等方面优于开放手术，但肿瘤手术的首要目标是安全性。

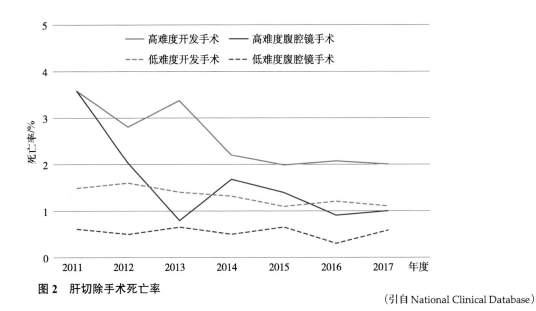

图 2　肝切除手术死亡率

（引自 National Clinical Database）

总结和参考文献

既可以行开腹又可以行腹腔镜手术的病例的手术适应证是随机对照试验中值得讨论的课题。目前为止，还不存在一种新术式只能行腹腔镜手术而不能行开腹手术，因此开腹手术在高难度手术中的地位不可动摇。

1) Ban D, Tanabe M, Ito H, et al: A novel difficulty scoring system for laparoscopic liver resection. J Hepatobiliary Pancreat Sci **21**: 745-753, 2014
2) Fretland ÅA, Dagenborg VJ, Bjørnelv GMW, et al: Laparoscopic versus open resection for colorectal liver metastases: The OSLO-COMET Randomized Controlled Trial. Ann Surg **267**: 199-207, 2018
3) Yamazaki S, Gayet B, Takayama T, et al: Open versus laparoscopic liver resection of caudate lobe for colorectal metastasis: dual institutional study. (in press)

（袁荣发 译，廖锐 校）

第 **5** 章

肝切除的 A~N

—— 高山的轨迹 ——

A. 肝手术的第一步: 左外叶切除

病　　例

75 岁, 男性: 既往乙型肝炎病史, 在病程观察中通过超声检查发现肝细胞癌 (hepatocellular carcinoma, HCC)。

CT ①发现 S2 处有 HCC 的主要病变及肝内转移, CT ②发现肝左静脉 (LHV) 内有癌栓共 3 处病变。肝癌的分期是ⅣA 期, 肝损伤程度为 A。在三维 CT 中, 3 个病变的位置关系一目了然。

虽然在肝内的癌进展很严重, 但考虑到如果实施"外侧区域切除和 LHV 癌栓切除", 可以肉眼切除肿瘤, 所以选择了切除。

■血液检查

检查项目	结果
HBsAg/HBcAb	(−)/(+)
胆红素 (mg/dL)	0.25
白蛋白 (g/dL)	3.7
ICG-R$_{15}$ (%)	13
凝血酶原活动度 (%)	94
AFP (ng/mL)	0.5
PIVKA (ng/dL)	21

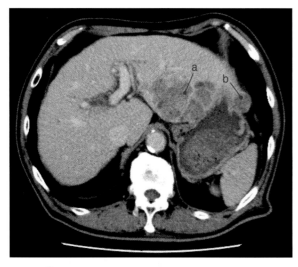

■ CT ①
S2 为 HCC 的主要病变 (a, 74mm) 和 S2 左缘的肝内转移 (b, 22mm)。

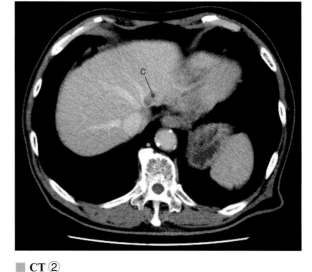

■ CT ②
LHV 根部静脉内癌栓 (c, 15mm) 引起的阴影缺损, 并且未进展至 MHV。

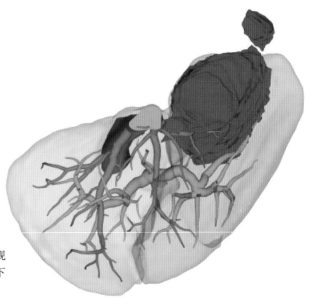

■ 三维 CT
从头侧→尾侧看外侧区域, 会发现 3 个病变和应该保存的 MHV 和下腔静脉 (IVC) 是完整的。

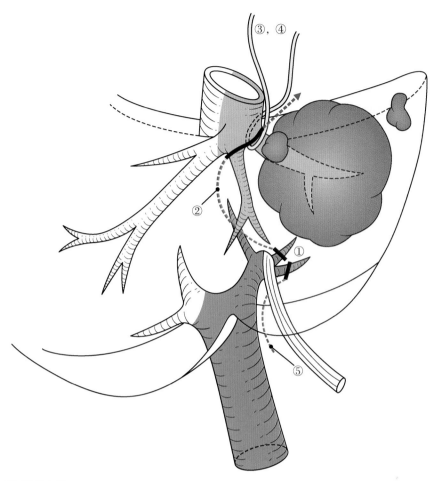

■ 手术方案

用黄色表示的部分是切除范围。没有血管着色的部分是手术者在手术中不能接触的部位。

步骤

①肝圆韧带的处理：将 G3、G2 的 Glisson 鞘一并结扎、离断。

②镰状韧带的离断：在头侧肿瘤超过左外叶，应确保边缘向 S4 侧扩大。

③LHV 的离断：LHV 内存在癌栓（V2），在 LHV 根部应用血管钳在夹钳下切开血管，切除癌栓。

④LHV 的关闭：用 2 点支撑下连续缝合 LHV 的 IVC 侧，进行关闭。

⑤背侧肝离断：将 Spiegel 部的腹侧离断，取出标本。

要点

● 这是解剖性肝切除的第一步。

● 在肝静脉内切除癌栓时，要十分小心，以免损伤 LHV 的浅支。

● 虽然是简单的手术方式，但是肝门处理、肝离断、肝静脉处理这 3 个要素全部包含在内。

> 提示
>
> 　　左外叶切除对高山来说，是在幕内雅敏先生（东京大学名誉教授）的指导下，第一次体验到了解剖性肝切除的乐趣（国立癌症中心，1985 年），是以成为肝外科医生为目标的第一步手术方式。

手 术

开腹

上腹部正中切开剖腹(图 1)。从第一刀开始不出一滴血,一心扑在手上。在脐上部离断肝圆韧带,之后可用于肝脏的牵引。

韧带的处理

向尾侧牵引外侧区域的同时,从镰状韧带向左方的冠状韧带进行离断,使之到达三角韧带,不过,因为这个韧带内有血管存在,需要结扎离断(图 2)。

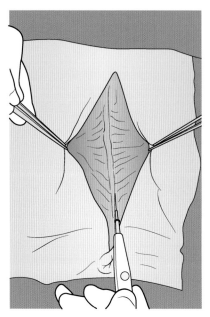

图 1 上腹部正中切开

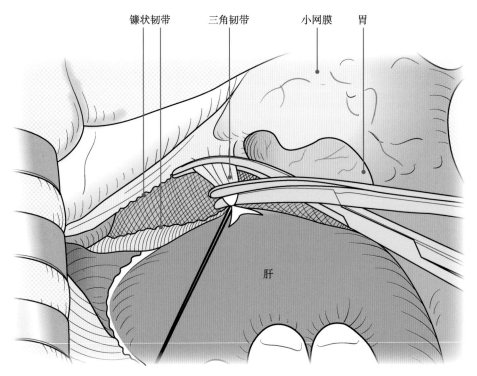

图 2 冠状韧带的处理

门静脉的处理　　　　　　纵向切开门脉脐部的被膜,剥离其左侧缘,将脐部头侧的 P3(图 3-a),尾侧的 P2(b)分别结扎、离断。然后沿门静脉背侧上行将 A2+3(c)结扎、离断(图 4)。最后胆管支 B2、B3 在肝离断中分别在 Glisson 一并处理基础上进行离断。

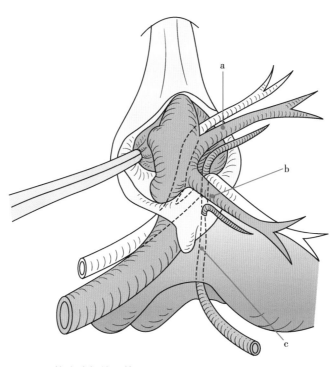

图 3　门静脉脐部的血管

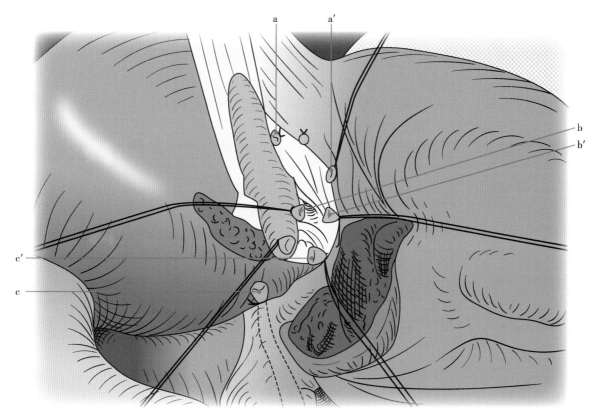

图 4　左外叶血管的离断

肝脏离断　　　　　　　　　沿着镰状韧带的左缘,用高山钳将肝实质夹碎,将剩下的血管一根一根地结扎、离断。引流 S3 的肝静脉支予以结扎、离断（V3）（图 5）。

在肝门部辨别出 G3、G2,分别进行结扎、离断（图 6）。保留侧用无损伤缝针贯通缝扎。当左外叶与肝门部左右分开后,外侧区域仅与 LHV 相连。

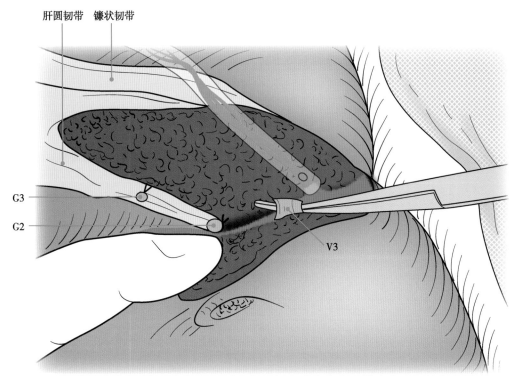

图 5　V3 的离断

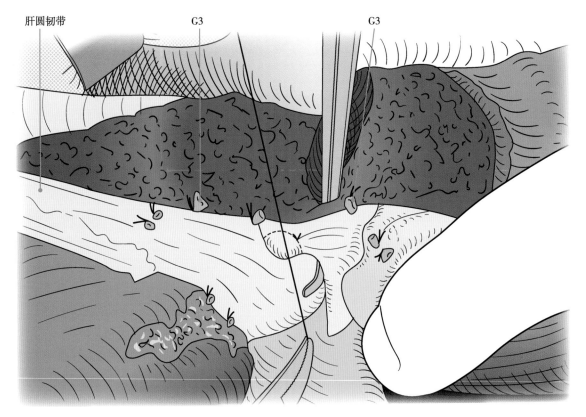

图 6　肝门板的离断

LHV 的处理　　　　　　LHV 在腹背两方都不残留肝实质而露出后,用血管钳钳夹比癌栓位置更深部的 IVC 左壁。此时,注意不要损伤浅支。为了慎重起见,在两端放置指示线。然后将 LHV 离断。近端准备缝合闭锁,要确保留出足够的距离(图 7)。

　　　　　　　　　　LHV 的断端用 3-0 Ti-Cron ™线的两端针进行连续缝合,但由于肝静脉壁脆弱,运针时要均匀,同时谨慎取出血管钳(图 8)。

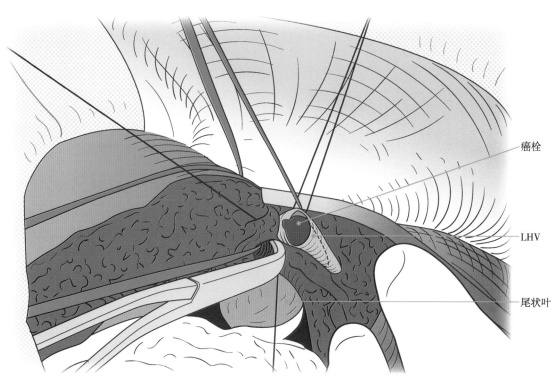

癌栓

LHV

尾状叶

图 7　LHV 的离断

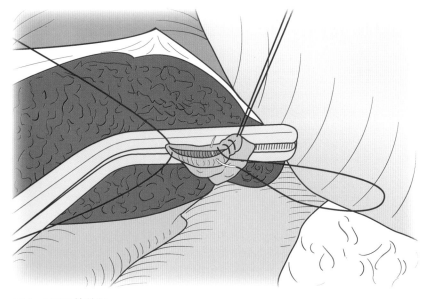

图 8　LHV 的关闭

引流管留置

肝断面观察到胆汁漏出后,用尖细的镊子夹起胆管的孔,助手进行结扎。直接缝合胆管的话,有时会从针孔持续发生胆汁漏,应避免这种操作。

留置于肝离断处的引流管,以最短的距离插入,从离断面到皮下呈直线(图 9)。

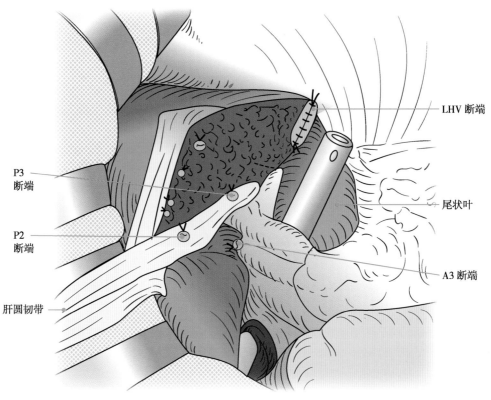

图 9 引流管留置

结　果

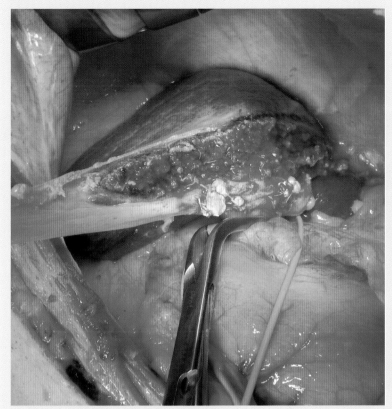

离断面

出血量	172mL
手术时间	3h 41min
阻断时间	1h 18min
并发症	无
术后住院	9 天

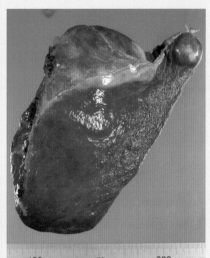

标本

标本重量	390g
肿瘤直径	85mm × 40mm
断端距离	1mm
TNM	T4N0M1
分期	ⅣB 期

B. 沿被膜的安全切除: 肿瘤剜除

病　例

69 岁, 男性: 乙型肝炎引起的肝硬化病例, 因腹部膨胀感在详细检查中发现了大型的 HCC。

用三维 CT 发现了占据 S7、S8 的 HCC(单发, 120mm), 但未发现肝内转移和癌栓, 分期为 Ⅲ 期。血管造影显示肿瘤的供血动脉 A8 和 A7, 在门静脉相中, 癌栓被诊断为阴性。肝硬化虽然是以(肝损害度 B 级)为背景的大型肝癌, 但门静脉和肝静脉与肿瘤接触, 认为通过尽可能地保存门静脉和肝静脉, 可以通过"肿瘤剜除"进行切除。

■血液检查

检查项目	结果
HBsAg/HCVAb	(+)/(−)
胆红素(mg/dL)	0.47
白蛋白(g/dL)	3.8
ICG-R$_{15}$(%)	27
凝血酶原活动度(%)	97
AFP(ng/mL)	5
PIVKA(ng/dL)	14 015
CEA(ng/mL)	1.2
CA19-9(U/mL)	29.7

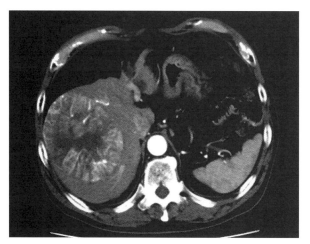

■造影 CT
S7~S8 的肿瘤(120mm)从造影模式诊断为 HCC 可以做手术。

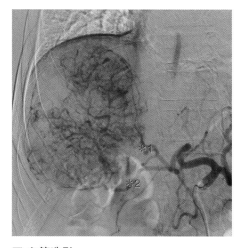

■ 血管造影
HCC 的供血动脉是 A8(*1)和 A7(*2)在门静脉相癌栓是阴性的。

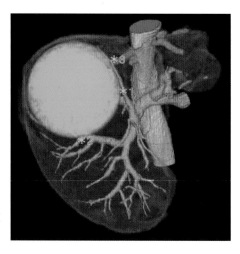

■ 三维 CT
肿瘤靠近 P8(*1)和 P7(*2), 存在于 RHV(*3)的腹侧。

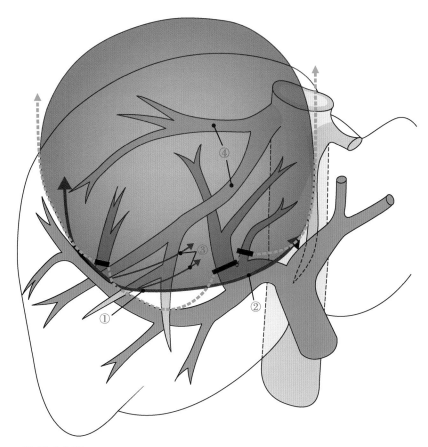

■ 手术方案

用黄色表示的部分是切除范围。

步骤

①由于大型肿瘤可以从表面进行识别,因此用电刀标记其边缘。

②从肿瘤的主要 Glisson(G8)附近开始进行肝离断。

③剜除的要点是"肿瘤被膜剥离法",用钳子将肿瘤沿包膜外从肝实质钝性剥离下来。

④时刻注意需要保留的 Glisson 和主要肝静脉(MHV, RHV)。

要点

● 肿瘤被膜剥离法是指"从肿瘤的被膜上钝性地剥除肝实质的手法"。

● Glisson 和肝静脉在 HCC 的情况下也格外地容易从肿瘤分离。

● 如果有出血的情况,判断是否沿着被膜分离,修正离断面。

> 提示
>
> 　　肿瘤剜除适用于大型 HCC(＞10cm)和 ICG 推荐≥20% 的情况下应用,如 ICG<15% 那么规则肝段肝切除在技术上是比较容易的。

手　　术

标记

　　开腹时发现了腹水,是重度肝硬化的病例。在 S8-S7 处发现了 12cm 大的 HCC。进行右肝的游离,使手掌充分进入肿瘤背面。用电刀做标记,切除线几乎和肿瘤边缘为同一条线(图 1)。

断肝①

　　从肿瘤尾侧沿线开始肝实质离断,诀窍是一边向 S5-S4 方向切上去,一边立即到达肿瘤被膜。本例中在距肿瘤边缘 1cm 左右的深度有肿瘤被膜可以识别(图 2),在一直维持该平面的同时向左侧及头侧进行离断。沿着包膜把肝实质夹碎,确切结扎、离断的话,出血就会得到很好的控制。接着一边向 S8-S7 方向进行离断,一边逐渐加深其深度,追寻 G8 根部。肿瘤尾侧充分离断后,才开始向左向背侧肝门部方向行进。剥离和暴露 G8v(图 3),将在其双重结扎的基础上离断(本例中保留 G8d)。

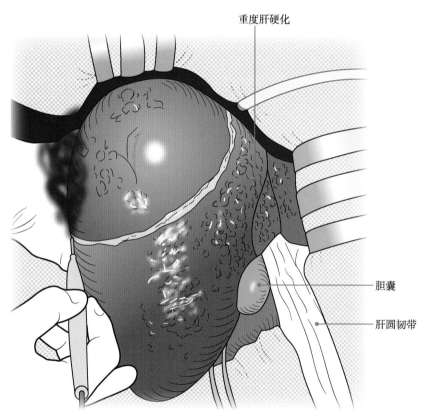

重度肝硬化

胆囊

肝圆韧带

图 1　电刀标记切除线

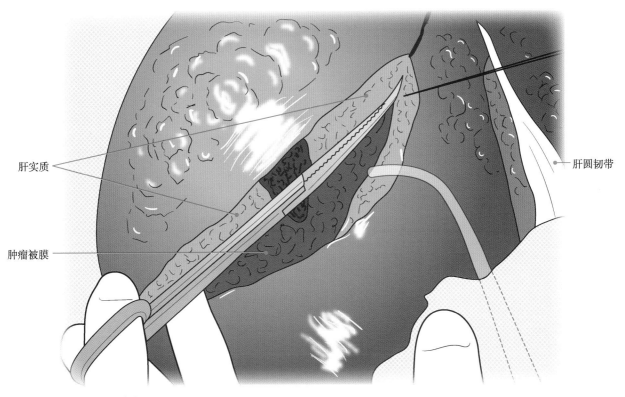

肝实质

肿瘤被膜

肝圆韧带

图 2　开始离断

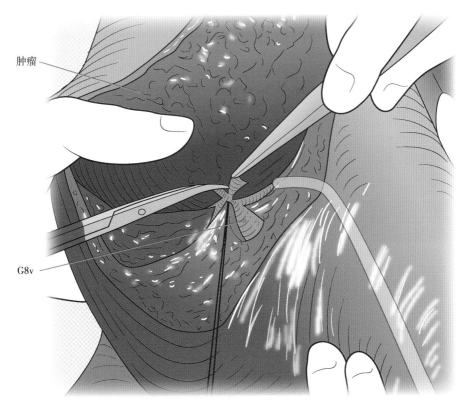

肿瘤

G8v

图 3　G8v 的结扎、离断

肝离断②

肿瘤左侧分离过程中,在左背侧暴露 MHV。4 支流入分支予以结扎、离断,露出全长 MHV(图 4)。

其次,肿瘤右侧肝实质离断过程中,在右背侧露出 RHV,结扎、离断流入支共计 3 根的同时,游离肿瘤。从 RHV 的左侧背部向肿瘤结扎、离断 2 根 Glisson(Gl)(图 5)。

最后从肝门部向头背侧离断,肿瘤即被切除。

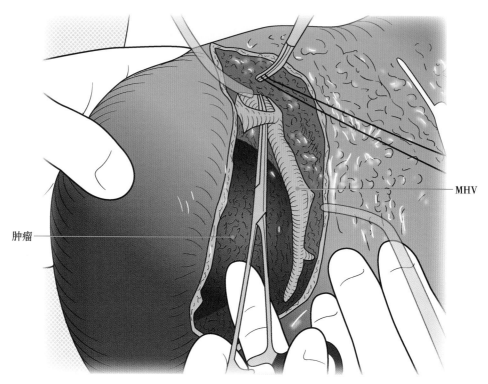

图 4   MHV 处理

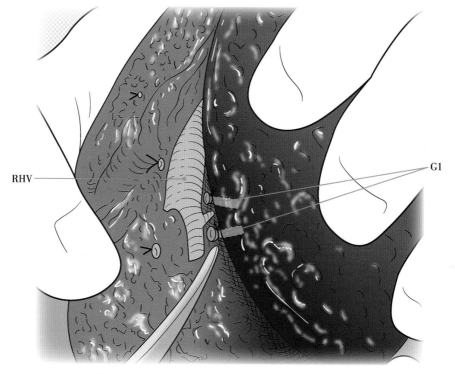

图 5   RHV 的处理

结　果

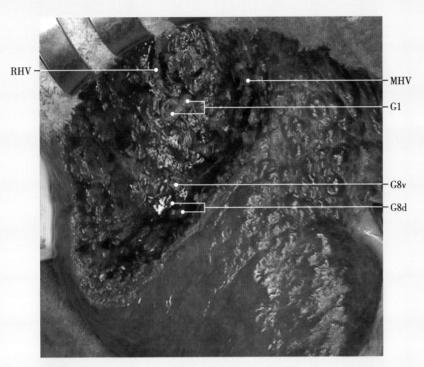

RHV —
MHV
G1
G8v
G8d

离断面

出血量	615mL
手术时间	5h 5min
阻断时间	1h 36min
并发症	无
术后住院	13 天

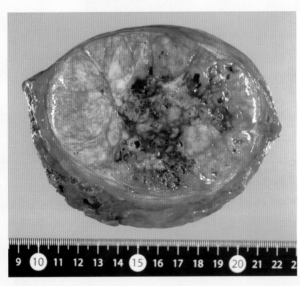
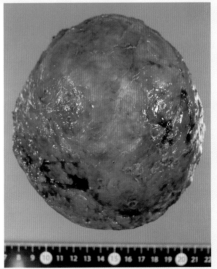

标本

标本重量	700g
肿瘤直径	120mm × 90mm
断端距离	1mm
TNM	T2N0M0
分期	Ⅱ 期

C. 肝切除的试金石：左肝切除

病 例

74 岁，男性：非病毒性肝炎的病例，在体检中被检出肿瘤标志物的异常增高，在详细检查中发现了 HCC（Ⅲ期）。肿瘤存在于肝脏的深部，在其他医院无法切除而被介绍至本诊疗科。

CT 诊断为肝硬化，尾状叶下腔静脉部发生的 HCC（单发 55mm）。肝功能上可以进行"左肝切除"，方案是左肝联合肿瘤的整块切除。

■血液检查

检查项目	结果
HBsAg/HCVAb	（－）/（－）
胆红素（mg/dL）	0.44
白蛋白（g/dL）	4.5
ICG-R$_{15}$（%）	16
凝血酶原活动度（%）	83
AFP（ng/mL）	88
PIVKA（ng/dL）	2 519

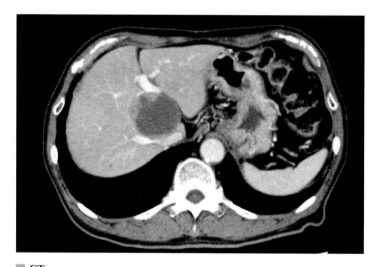

■ CT

在肝门板和 IVC 之间可见单发肿瘤（55mm），从造影模式来看可以诊断为 HCC。

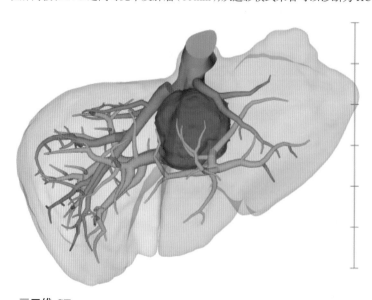

■三维 CT

肿瘤存在于 S1（下腔静脉部），未发现肝内转移和癌栓，进展度为Ⅲ期。

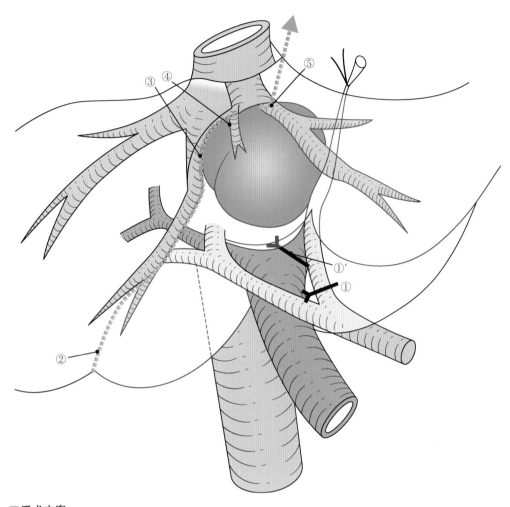

■手术方案

用黄色表示的部分是切除范围。

步骤　　　　　　　　①肝门部处理：离断 LHA 和门静脉左支（LPV），在本病例中小网膜内有副肝左动脉存在，也要离断。

②Cantlie 线上的离断：V4 的确认和离断是肝离断的标志。

③MHV 的露出：主干露出到头侧，被 HCC 高度挤压，要求非常慎重地进行剥离操作。

④SV 的离断：这是最重要的一点，即使是小支也要仔细剥离，一定要结扎、离断。

⑤LHV 的离断：2 点支撑连续缝合。

要点

- 一般是左肝切除的应用模式的手术。
- 重要的是对被 S1 HCC 挤压的 MHV 进行细致的剥离。
- "试金石"手术包括所有的肝切除操作。

手 术

副 LHA 的离断　本病例中，从胃左动脉发出的 LHA 在小网膜内被确认，将其结扎、离断（图 1）。

Spiegel 部分的游离　尾状叶是 HCC 的主要部位，从 IVC 游离出 Spiegel 部。切开 IVC 韧带左缘（图 2），将肝短静脉（SHV）一根一根仔细地结扎离断。

SHV 的离断　结扎、离断最粗的 SHV（图 3）。IVC 侧为双重结扎。IVC 的剥离越过正中到达右方。

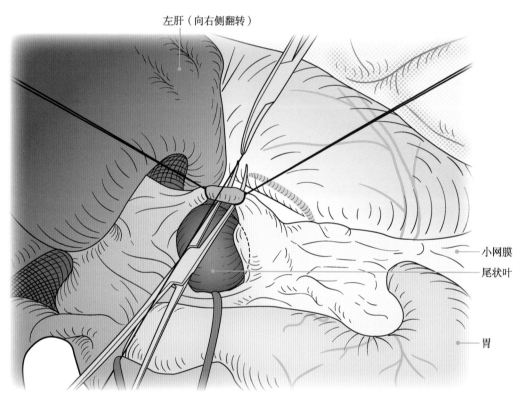

左肝（向右侧翻转）

小网膜

尾状叶

胃

图 1　副肝左动脉的处理

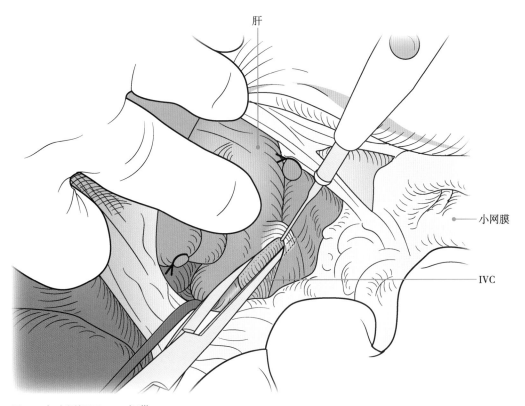

肝

小网膜

IVC

图 2　在头侧切开 IVC 韧带

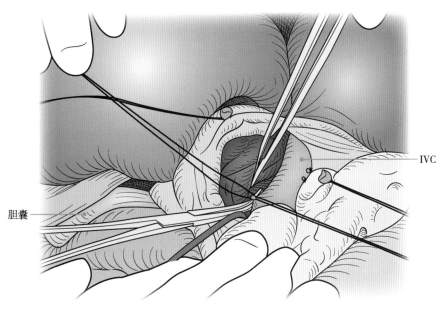

IVC

胆囊

图 3　SHV 的结扎、离断

Arantius 管的离断　　　　　剥离 Spiegel 部分的头侧端后,确认 Arantius 管与 IVC 连接处(图 4),将其离断。

肝门处理　　　　　将胆管左侧的浆膜纵向剥离,确定 LHA(图 5),用血管标记带进行标记。在头侧纵向行进到达 LPV(图 5),露出到左右分叉部。但是,此时注意不要损伤 S1 分支。接下来 LHA 进行二重结扎离断。之后对 LPV 进行同样的处理。

　　　　　向左肝背突出的 HCC 有几条无名的滋养血管,将其结扎、离断(图 6)。

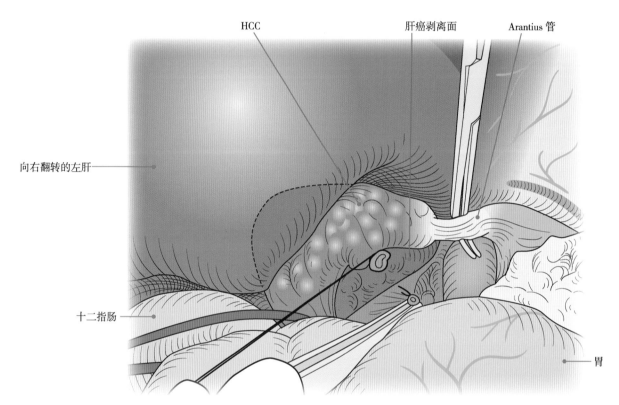

图 4　Arantius 管的切除

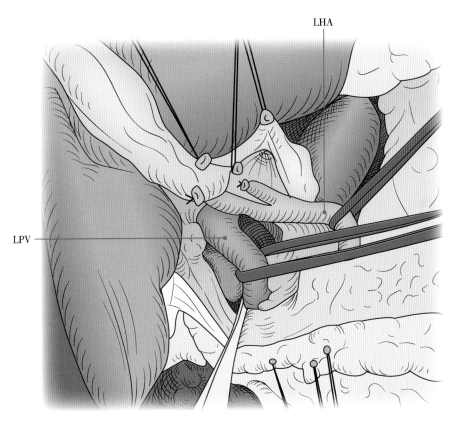

图 5　LHA 的鉴定和 LPV 的暴露

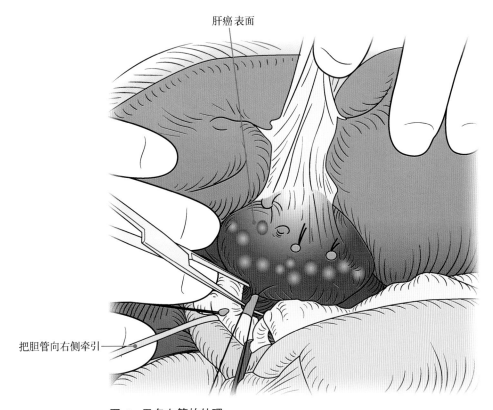

图 6　无名血管的处理

肝静脉的处理　　　　　　　肝右叶韧带也完全游离，3 条主要的肝静脉分别被标记悬吊（图 7）。

肝离断①　　　　　　　　　沿着阻断线在肝的腹侧和脏侧均等地进行肝实质离断，使左右两侧成为等腰三角形（图 8）。在这个阶段一直想象着 MHV 的行驶，到达 V4 成为关键点。

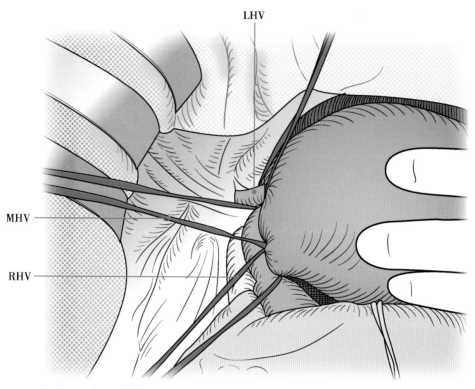

图 7　三支肝静脉的标记悬吊

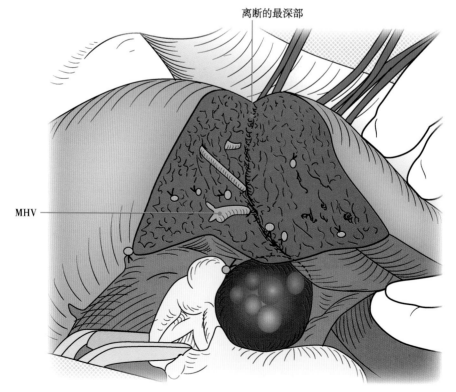

图 8　Cantlie 线的离断

　　将从肝门左侧流入 HCC 的数根血管进行结扎、离断。图 9 的情况是完成了 4 根血管的结扎和切断，正在处理第 5 根，术者在前面将手指伸入 HCC 和后面的 IVC 之间，将钳子向下方引导。

　　MHV 左壁的尾侧 1/4 在离断面未露出。由于从 S4 侧流入了 5~10 根左右的 V4，所以要 1 根 1 根仔细地进行结扎、离断（图 10）。这个位置处理的精度是出血量的决定因素。

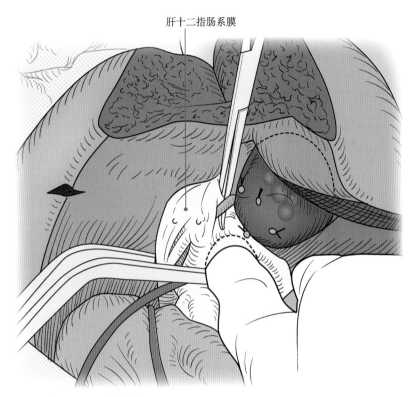

肝十二指肠系膜

图 9　肿瘤流入血管的处理

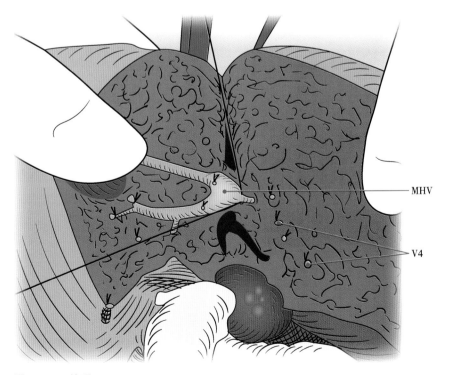

MHV

V4

图 10　V4 处理

肝离断②

如果从 MHV 看到出血,用 Ti-Cron™ 止血(图 11)。那时助手的吸引操作很重要,周围不能有血块。静脉壁很多都是小孔,注意只关闭那些小孔,不要对主干的口径造成影响。

将 MHV 背侧的肝离断朝向 IVC 前手术者左手推进,注意不要露出肿瘤(图 12)。

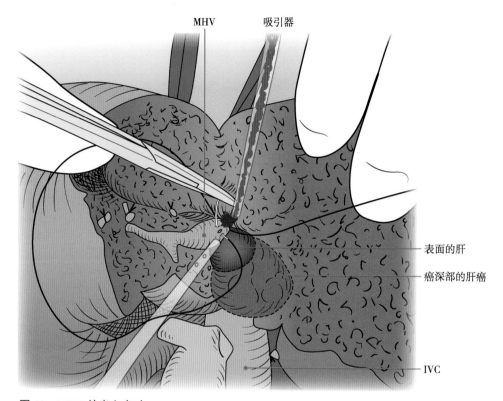

MHV　　吸引器

表面的肝
癌深部的肝癌

IVC

图 11　MHV 的出血应对

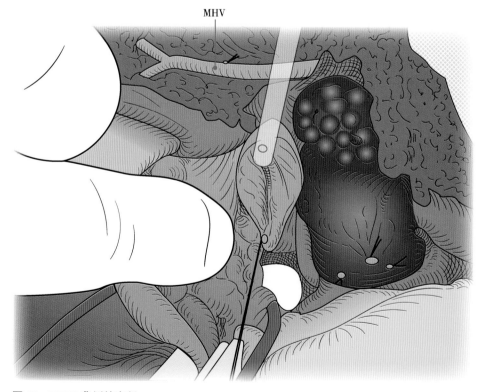

MHV

图 12　MHV 背侧的离断

　　从肝门部向 HCC 流入的血管完成结扎、离断，到达 IVC 前壁，左右两肝被切断。

　　HCC 与 MHV 紧密接触并从后方挤压 MHV，两者之间缓慢剥离，向头部前进（图 13）。

　　MHV 的头部存在最粗的 V4，为了不对 MHV 产生影响，要小心地进行结扎、离断（图 14）。

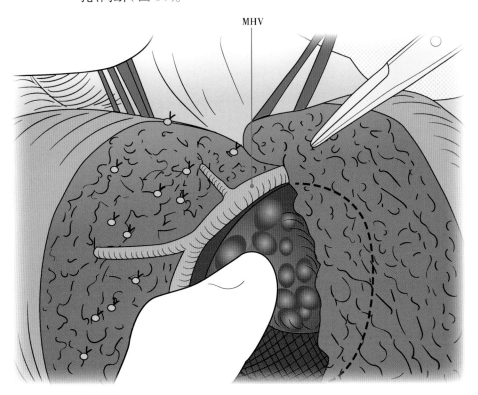

图 13　MHV 的剥离

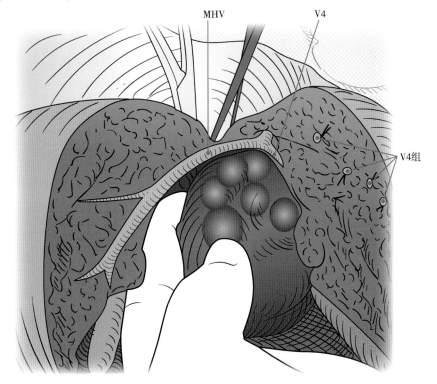

图 14　V4 的处理

肝离断③　　　　　　　MHV 和 HCC 的分离结束以后，将 LHV 在二重结扎的基础上切断（图 15）。

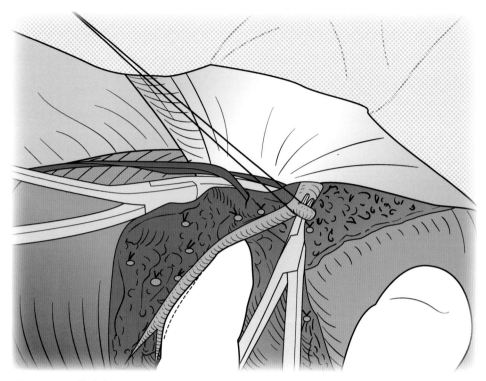

图 15　LHV 的离断

结　果

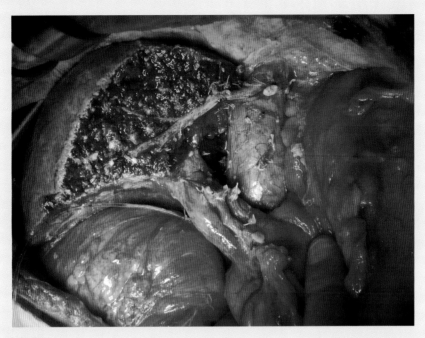

离断面

出血量	385mL
手术时间	8h 3min
阻断时间	1h 39min
并发症	无
术后住院	14 天

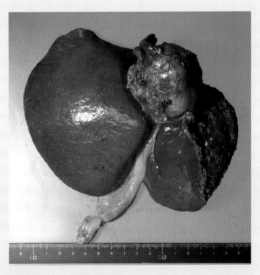

标本

标本重量	420g
肿瘤直径	55mm × 50mm × 45mm
断端距离	2mm
TNM	T3N0M0
分期	Ⅲ期

（武强 译，成伟 校）

D. 登龙门的肝切除：右肝切除

病　例

　　75 岁，女性：非病毒性肝炎病例，因肿瘤标志物数值较高进行进一步检查，最终诊断为肝恶性肿瘤。

　　CT 检查结果表明肝癌浸润整个右半肝组织，属于 Ⅲ 期，CT 三维成像检查结果表明肿瘤未侵犯左肝、门静脉及肝静脉，$ICG-R_{15}$ 虽超过了 10%，但是左肝体积相对较大（52%），综合分析后决定实施"右半肝切除"以达到根治性治疗目的。

■ 血液检查

检查项目	结果
HBsAg/HCV	（-）/（-）
胆红素（mg/dL）	0.63
白蛋白（g/dL）	3.9
$ICG-R_{15}$（%）	16.9
凝血酶原活动度（%）	100
AFP（ng/mL）	5.377
PIVKA（ng/dL）	103

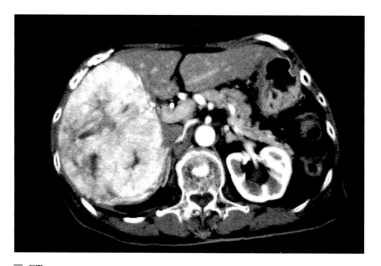

■ **CT**
右肝全部为 13cm 的 HCC 占据，左肝未见转移肿瘤，门静脉及肝静脉无癌栓。

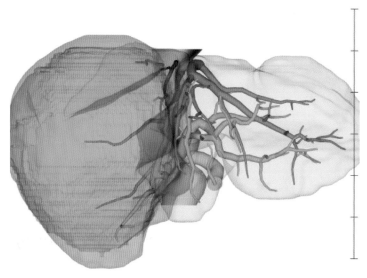

■ **三维 CT**
右肝为 HCC 与 MHV 全长紧密相连，左肝的癌进展呈阴性。

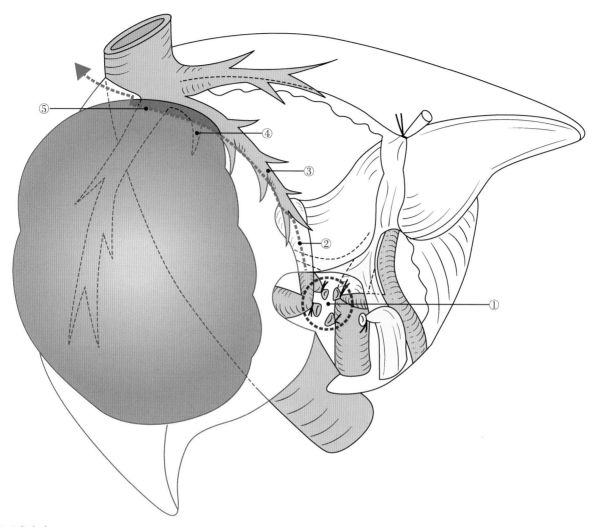

■手术方案

切除范围以黄颜色标识。

步骤

①肝门部处理:分离肝右动脉和门脉右支。

②缺血线组织的离断:肝中静脉 V 段支的判定及其离断为手术的重点。

③肝中静脉显露:沿主干向头侧逐渐显露肝中静脉全程。

④表浅静脉的切断:在肝中静脉头侧位置离断表浅静脉,完全剥离肝右静脉根部周围。

⑤肝右静脉离断:2 点支撑法确切连续缝合。

要点

● 这是囊括了肝切除所有操作的典型手术。

● 切实、慎重地处理肝右静脉,确保分离过程中不出一滴血。

● 单枪匹马能登上"龙门"的话,一定可以成为出色的肝脏外科专家。

手　术

开腹和关腹　　　　　　　J 字形腹部切口开腹、右侧开胸, Kent 钩朝 3 个方向 (左、右、右上) 进行牵引 (图 1)。

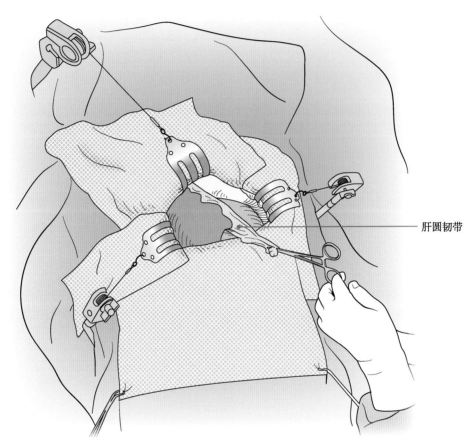

肝圆韧带

图 1　J 字式腹部切口和 Kent 钩牵引

肝门部处理　　　　　　　　在肝门部右侧剥离脉管系统（图 2），离断肝右动脉和门静脉右支。手术步骤按照以下进行（图 3）：

（1）切除胆囊后，胆总管右侧游离肝右动脉。

（2）将肝右动脉双重结扎后进行离断，游离背侧部的门静脉右支。

（3）离断门静脉尾状叶支后，双重结扎离断门静脉右支。

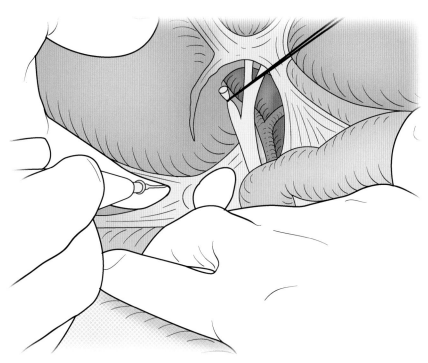

图 2　肝门的处理

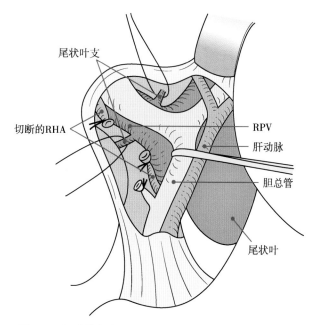

图 3　肝门脉管解剖图示

游离肝脏①

助手将肝右叶向左侧牵引（图 4），术者解剖游离冠状韧带的同时翻转肝脏右叶组织。解剖游离右侧肾上腺与肝的附着部（图 5A），此时术者的中指可作为钳子插入路径的引导。该操作要领（图 5B）为：分离右侧肾上腺组织后，从其上下位置剥离 IVC 的前侧。分别结扎离断在左侧方的右下肝静脉（iRHV）及右肾上腺静脉。操作要点为确保右侧肾上腺的入路后再处理上述所述 2 条静脉。

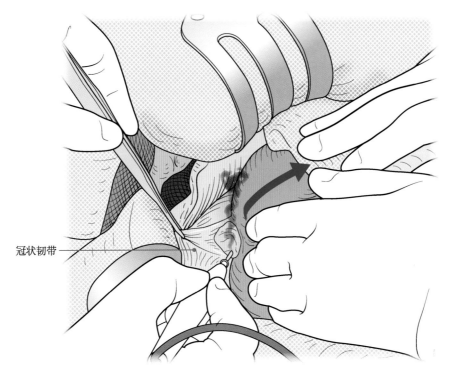

冠状韧带

图 4　肝右叶的游离

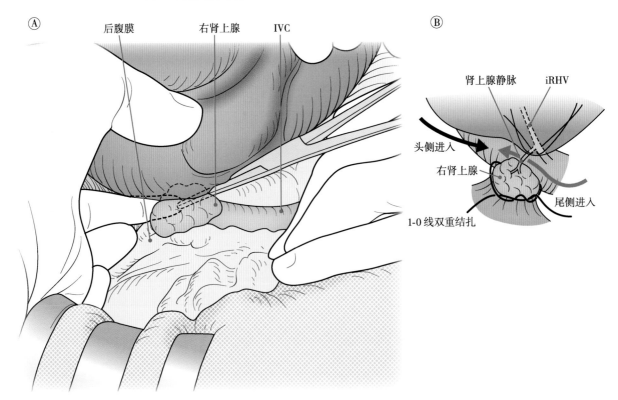

图 5　右肾上腺的游离

游离肝脏②

暴露下腔静脉头侧后可见下腔静脉韧带（Makuuchi 韧带）（图 6）。

在靠近韧带根部的地方将血管钳从图所示位置穿过分开下腔静脉后，结扎离断该韧带。通过翻转右肝的操作，可保证从根部安全结扎、离断肝右静脉。

标记

术中可见肝右叶的 HCC（12cm 大小）（图 7），沿缺血线来标记 Rex-Cantlie 线。

离断肝脏①

沿所标记的缺血线向肝门部离断肝实质。笔者喜欢用高山式肝实质破碎钳子（Takayama 钳子）。从第一钳开始一边想象肝中静脉的行进方向，一边向深部前进，只要能识别肝中静脉末梢支的话，那么循末梢支引导，一定能够找到肝中静脉的主干。

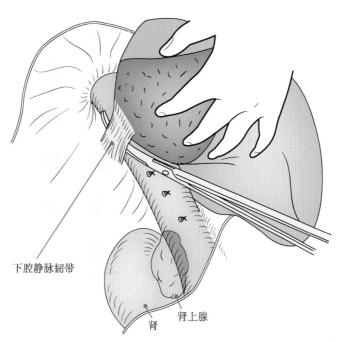

下腔静脉韧带

肾　肾上腺

图 6　下腔静脉韧带的处理

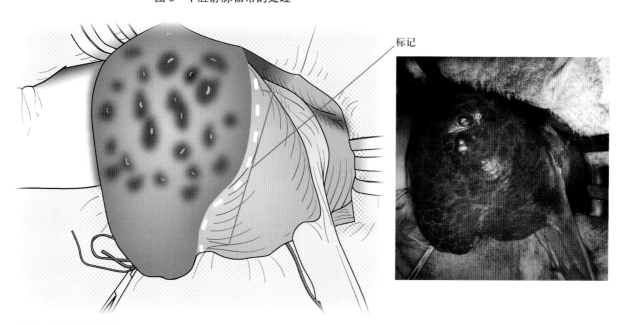

标记

图 7　肝缺血分界线

　　可以在肝脏浅面找到的肝中静脉末梢支为导向,向中枢方向前进(图 8),到达本术式标志的肝中静脉主干的关键在于 V5 的处理,循末梢支追寻的话一定可以找到主干位置。

　　肝脏组织离断进展一半后,是可以辨别出肝中静脉主干的,在 MHV 主干右侧位置将汇入的分支(V5、V8)全部进行仔细结扎切断(图 9)。

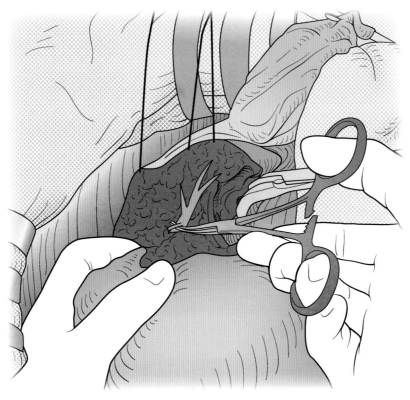

图 8　MHV V5 支处理

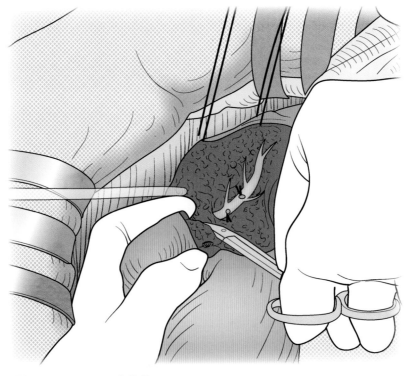

图 9　MHV V5、V8 支处理

肝脏离断②

暴露肝中静脉到达肝门时,一并处理 Glisson 右支(图 10),两次结扎加上缝扎后,留有充分的间距后切断右侧蒂。

肝门组织处理结束后,继续沿着肝中静脉进行肝组织的离断。暴露出的肝中静脉右半肝后,即使出现汇入小血管的出血,也可以直接进行缝合止血。

暴露出肝中静脉的 3/4 长度时,将术者的手指插入下腔静脉的前面,以此作为标记切除尾状叶组织(图 11)。继续进行组织的离断,仔细处理汇入肝中静脉及肝中静脉的所有分支血管。

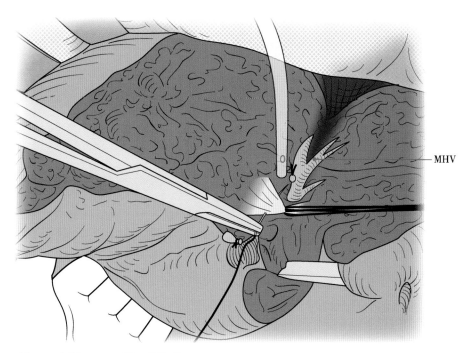

MHV

图 10　右侧 Glisson 蒂一并处理

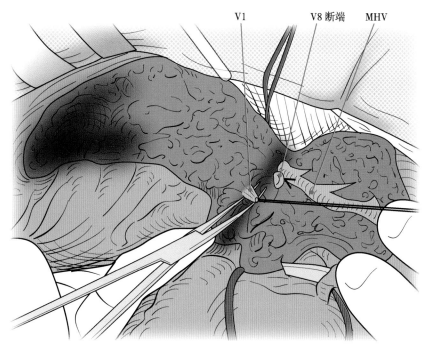

V1　　V8 断端　　MHV

图 11　尾状叶的离断

肝右静脉切断　　　　　　　血管钳阻断肝右静脉,在血管两侧置入悬吊线,距根部 1cm 以上离断肝右静脉,血管线连续缝合肝右静脉(图 12)。

肝断面　　　　　　　　　　完整暴露作为右肝切除标志的肝中静脉(图 13)。

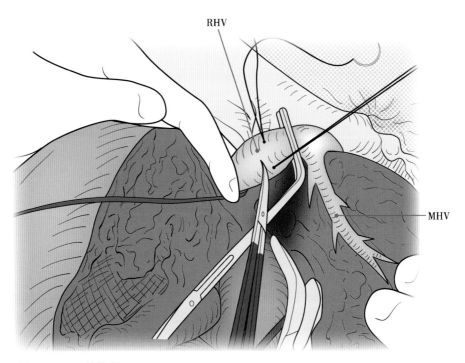

图 12　RHV 的关闭

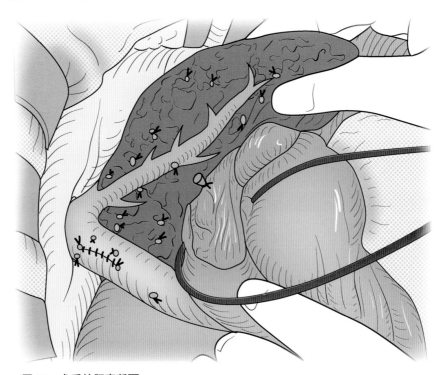

图 13　术后的肝离断面

结　　果

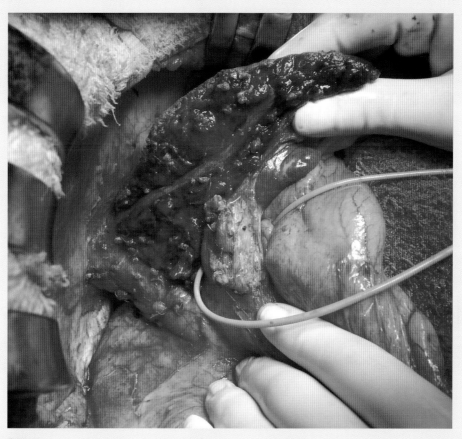

离断面

出血量	255mL
手术时间	7h 34min
阻断时间	1h 21min
并发症	无
住院时间	24 天

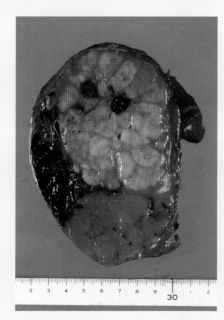

标本

标本重量	700g
肿瘤大小	120mm × 110mm × 60mm
断端距离	2mm
TNM	T2N0M0
分期	Ⅱ期

E. 肝脏外科医生：S8 切除和 S7 切除

1. S8 切除

病　例

64 岁，女性：输血后感染丙型肝炎，定期复查过程中发现肝脏单发肿瘤，通过 MRI 诊断为肝脏 S8 的 HCC，II 期，ICG 为 37%，决定行肝脏 S8 切除术。

■血液检查

检查项目	结果
HBsAg/HCV	（－）/（＋）
胆红素（mg/dL）	0.44
白蛋白（g/dL）	3.7
ICG-R$_{15}$（%）	37
凝血酶原活动度（%）	86
AFP（ng/mL）	65
PIVKA（ng/dL）	42
CA19-9	0.1

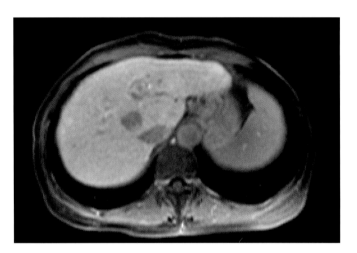

■ **MRI**
HCC：肝脏 S8 可见一大小约 25mm 占位（有部分与 S1 相连），影像学检查未见脉管癌栓。

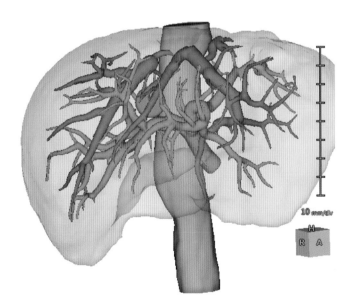

■ 三维 CT
肿瘤主要在 S8，一部分侵及肝中静脉背面的尾状叶的位置。

■ 手术方案

黄色部分为切除范围。

步骤

　①S8 判定：穿刺、染色 P8。P8v 和 P8d 有两支。

　②S8 及 S5 之间的离断：沿着染色边界离断组织,达到 G8 根部。

　③G8 分离：分别处理腹侧支和背侧支。

　④暴露肝右静脉：G8 背侧支的右背面找到肝右静脉主干,游离、暴露至根部。

　⑤暴露肝中静脉：G8 腹侧支的左背面找到肝中静脉主干,游离、暴露至根部。

要点

- 幕内术式的典型操作：掌握这个操作后,不管切除哪个区域都可以完美完成。
- 果断处理门静脉血管支,优雅处理静脉血管支。
- 可以分别切除 S8v 和 S8d。

> **提示**
>
> 　S8 切除术是幕内手术的精华,其原因是恩师所创造并向世界传播的手术理念和手法。精华浓缩于此手术中,若能单独完成此手术,则可称为优秀的肝脏外科医生。
>
> 　我至今还清楚地记得,高山在独立主刀时的强烈感慨（国立癌症中心,1990）。那是学习肝脏外科的第五年。

手　　术

染色手法　　在超声确认的同时（图 1 和图 2），进行 P8 背侧支的穿刺并注入染色液（靛蓝二硫磺酸钠，5mL）（图 3），然后同法在超声的确认下（图 4），穿刺 P8 腹侧支（图 5），结合两者可以识别 S8 整个区域。电刀标记染色边界。

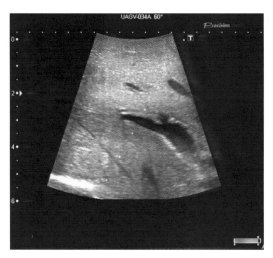

图 1　术中超声①

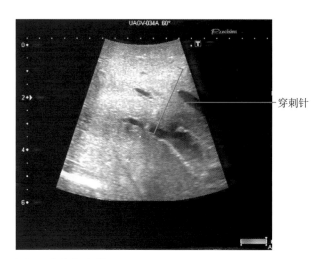

穿刺针

图 2　术中超声②

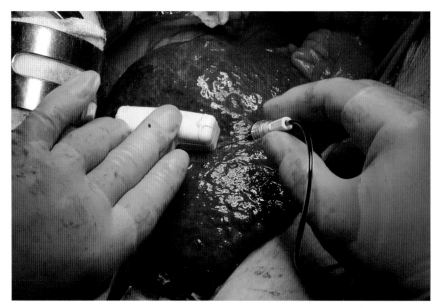

图 3　P8d 穿刺

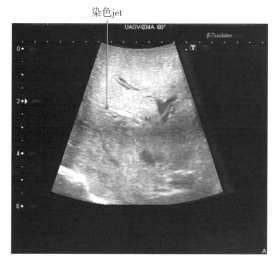

图 4　术中超声③

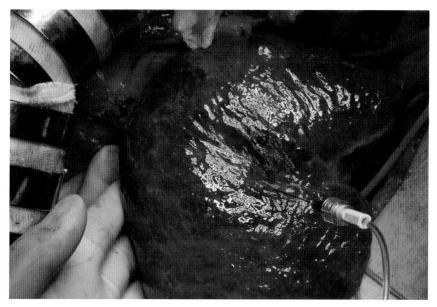

图 5　P8v 穿刺

肝脏组织的离断①
从 S8 及 S5 边界的左下缘开始向头侧离断肝脏组织。自表面离断肝脏组织大约 3cm 后可见到肝中静脉,仔细处理汇入的分支血管,暴露出约 2/3 的肝中静脉主干(图 6)。

S8 及 S5 中央位置离断深度大概 2cm 的地方可以判定为 G8。本病例中在对 G8v 进行双重结扎后予以离断(图 7)。

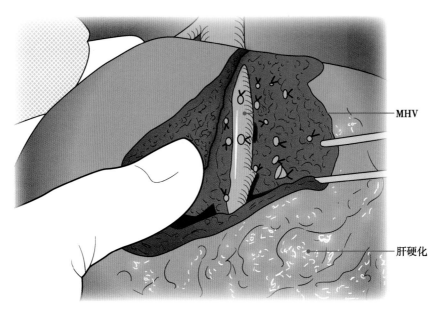

图 6　S5、S8 段间离断

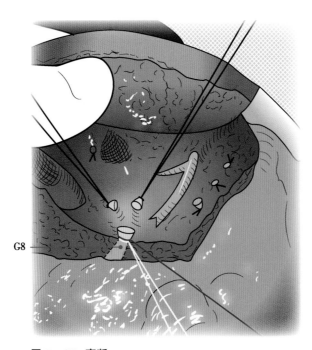

图 7　G8v 离断

肝脏组织的离断②　　G8d 存在于 G8v 断端的背面,需要二次结扎后进行处理(图 8)。

肝脏组织的离断③　　找到肝右静脉并向头侧前进,并确认其与下腔静脉的汇合部分,S8 背面的切除范围至暴露出下腔静脉前面部分为止(图 9)。

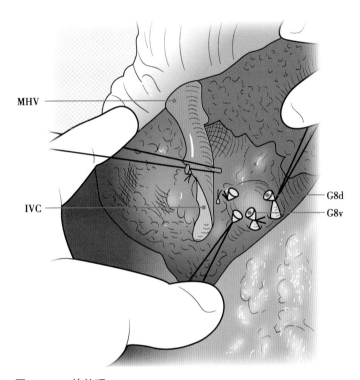

图 8　G8d 的处理

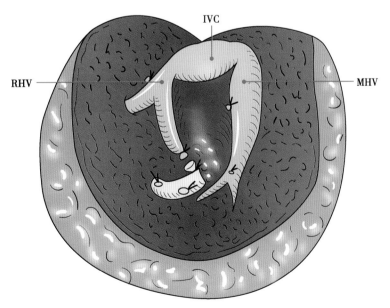

图 9　RHV 的显露

肝脏组织的离断④　　　完全暴露出肝右静脉后,解剖游离对面的肝中静脉。在本病例中,在 G8d 断端的 2cm 处,找到 G8v 并进行处理(图 10)。

肝脏组织的离断⑤　　　当游离肝中静脉至与下腔静脉汇合部位时,在 S1 腹侧面处横向切除标本(图 11)。在本病例中,肿瘤组织已侵犯至肝中静脉背面的左侧,因此将 Spiegel 一部分也一并进行了切除。

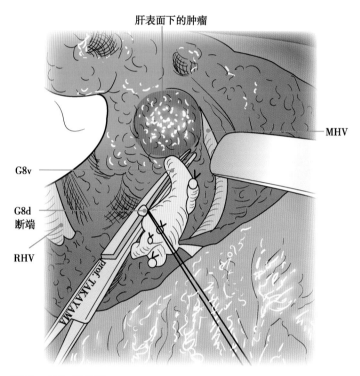

图 10　G8v 的处理

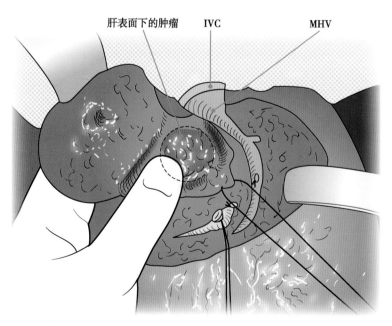

图 11　肿瘤的切除

结　　果

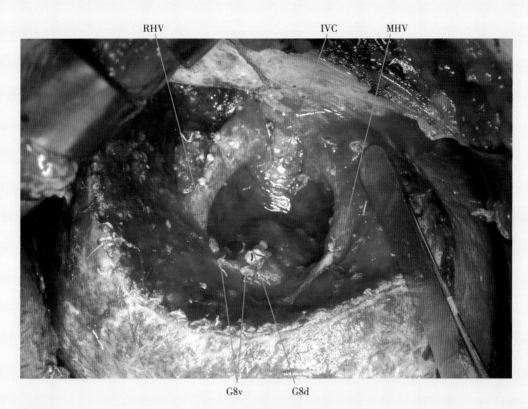

离断面

出血量	284mL
手术时间	7h 57min
阻断时间	2h 14min
并发症	导管感染,持续冲洗
住院时间	35 天

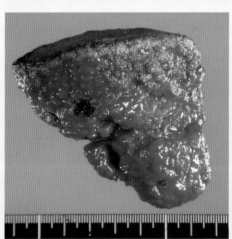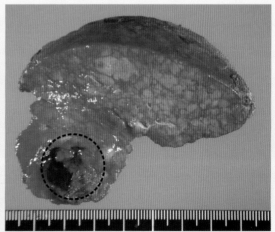

标本

标本重量	90g
肿瘤大小	23mm × 18mm
断端距离	1mm
TNM	T2N0M0
分期	Ⅱ 期

2. S7 切除

病　　例

61 岁,男性:乙型肝炎患者,定期复查中通过 MRI 诊断为肝脏 S7 的 HCC(17mm),I 期。ICG 为 10%,肿瘤标志物升高,决定行 S7 切除。

■血液检查

检查项目	结果
HBsAg/HCV	(＋)/(－)
胆红素(mg/dL)	0.92
白蛋白(g/dL)	4.9
ICG-R$_{15}$(%)	10
凝血酶原活动度(%)	90
AFP(ng/mL)	144
PIVKA(ng/dL)	106

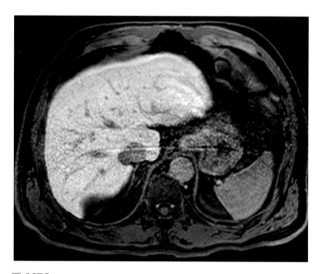

■ **MRI**

S7 深处的 HCC(17mm)位于下腔静脉右侧、肝右静脉背侧。

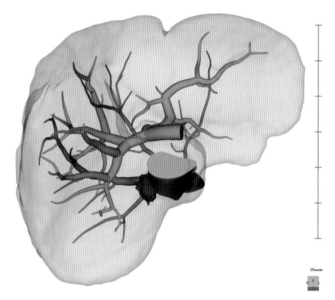

■ 三维 CT

肿瘤主要位于 S7,部分侵及 RHV 背面的尾状叶。

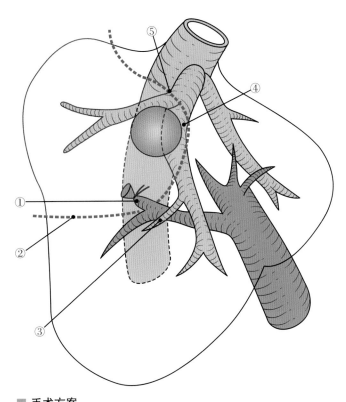

■ **手术方案**
黄色部分为切除范围

步骤　　①S7 的判定：穿刺及染色 P7 主干判断 S7 区域。通常情况下 P7 血管为 1 支较为多见。

②S7 及 S6 之间的离断：沿着染色边界进行肝脏组织的离断，但要时刻注意对 RHV 进行判断。

③V7 的判定：到血管根部的离断中，静脉支（V7）的判定是最重要的点。

④RHV 露出：本病例中，因 HCC 的侵犯，需十分留意 RHV 的剥离及暴露。

⑤V7 的切断：游离至 RHV 根部，对 V7 进行双重结扎、离断。

要点
- 第一关，判定 S7，通常情况下 P7 血管为 1 支。
- 第二关，判定 V7，并在 IVC 根部进行离断。
- 两关均完成后，即可以完美切除 S7。

手　术

术中超声

通过超声检查判定 HCC 和 S7的脉管。本病例中判定 P7 为 1 根,对 P7a（图 1）和 P7b（图 2）进行两支穿刺、染色。

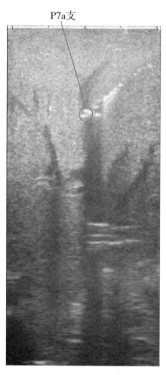

P7a支

图 1　术中超声①

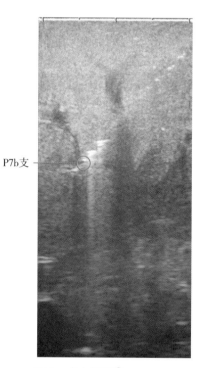

P7b支

图 2　术中超声②

S7 的染色　　　　　　　以 S7 为中心翻转、上翻右肝。基于染色区域来标记 S7（图 3）。

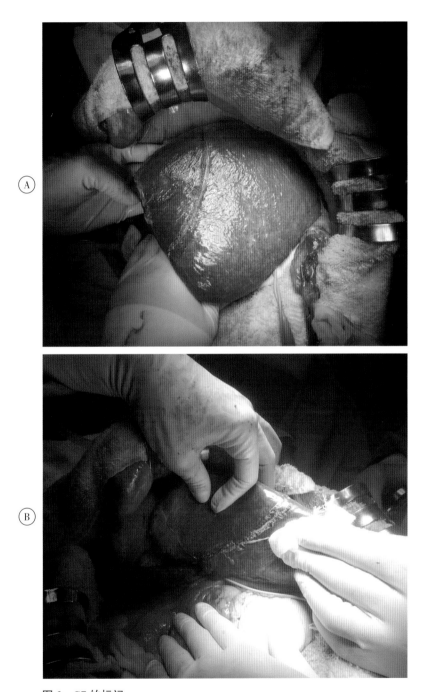

图 3　S7 的标记
A：腹侧面。
B：背侧面。

肝脏组织离断①

从 S7 及 S6 边界的下缘向头侧离断肝脏组织。在本病例中,距离肝脏表面大约 3cm 的深度可确认 iRHV,暴露出 iRHV 的同时向深处组织进行离断(图 4)。距离 iRHV 约 1cm 的深部处判断为 G7,对其进行双重结扎后离断(图 5)。

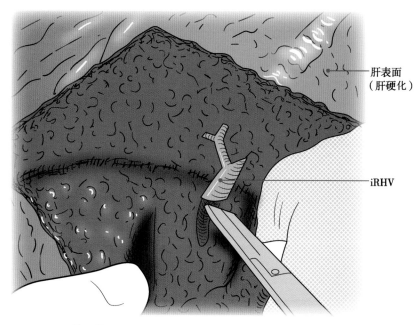

肝表面
(肝硬化)

iRHV

图 4 iRHV 的显露

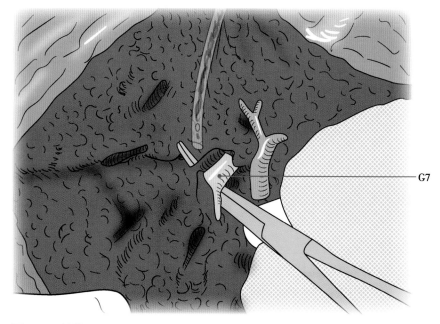

G7

图 5 G7 的处理

肝脏组织离断②

在 G7 顶部背面约 2cm 处可见 RHV 的汇入血管 V7,以其为引导,可寻找到其主干(图 6)。

在完全暴露出 RHV 后继续向头侧进行肝脏组织的离断。为了暴露出 RHV 的 1/2 周,对汇入的小分支血管进行结扎离断(图 7)。

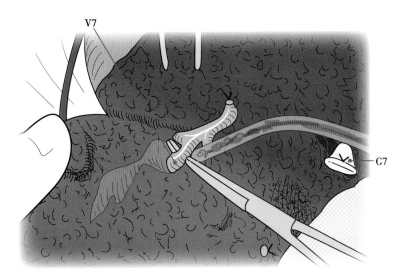

图 6　V7 的结扎离断

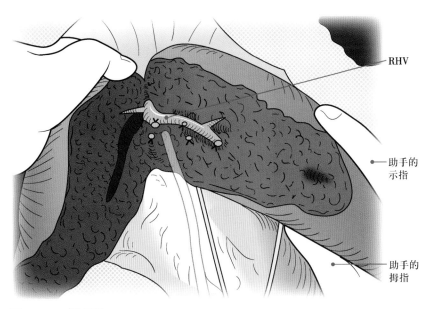

图 7　RHV 的显露

肝脏组织离断③

离断 RHV 最粗的汇入支 V7 后,可通过将示指伸入 IVC 前方协助将 HCC 从 RHV 处完全分离(图 8)。

结扎、离断 V7 后可在根部暴露出 RHV 汇入 IVC 处(图 9)。

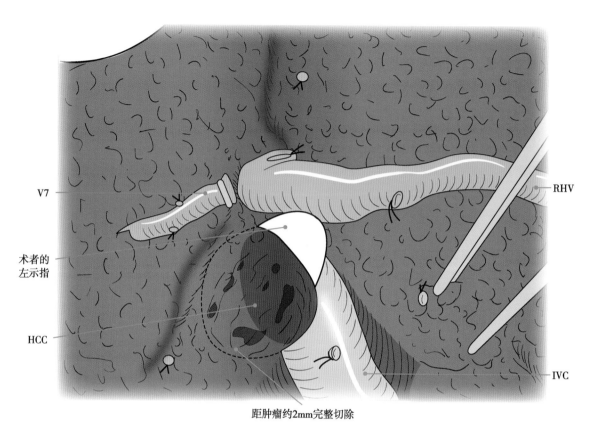

图 8   HCC 与 RHV 的分离

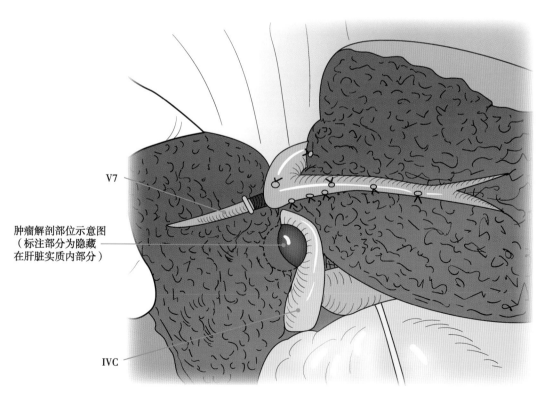

图 9   RHV 与 IVC 汇合部的显露

结　果

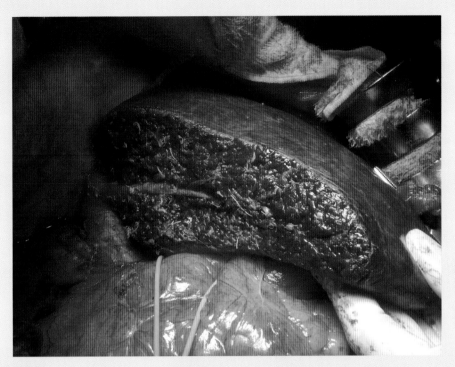

离断面

出血量　　　40mL
手术时间　　6h 30min
阻断时间　　1h 47min
并发症　　　胆红素增高，最高达 4.8mg/dL
住院时间　　10 天

标本

标本重量　　293g
肿瘤大小　　13mm × 12mm
断端距离　　1mm
TNM　　　　T1N0M0
分期　　　　Ⅰ期

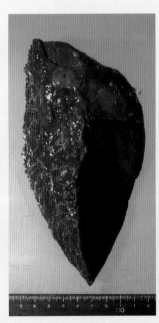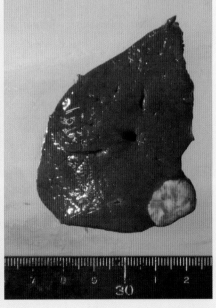

（赵新 译，田秉璋 校）

F. 手术范围标记困难的手术：S5 切除和 S6 切除

1. S5 切除

病　例

男性，74 岁：无病毒性肝炎感染病史。超声检查发现肝占位就诊，介绍转诊至我科，诊断 S5 段直径 6cm 单发肝细胞癌（Ⅱ期）。ICG-R$_{15}$ 16%，选择 S5 切除。

■血液检查

检查项目	结果
HBsAg/HCVAb	（－）/（－）
胆红素（mg/dL）	0.52
白蛋白（g/dL）	4.3
ICG-R$_{15}$	16%
凝血酶原活动度（%）	83
AFP（ng/mL）	3.2
PIVKA（ng/dL）	49

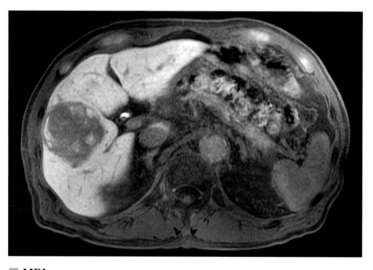

■ **MRI**

HCC 占据整个 S5 段（肿瘤直径 6.2cm），前区域 Glission 系统挤压变形，未见癌栓及转移。

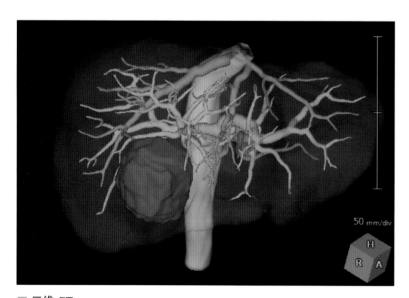

■ **三维 CT**

肿瘤主要位于 S5 段，前区域 Glission 系统广泛受压，多根 G5 血管，均供血肿瘤血供来自 2 根以上 G5 血管。

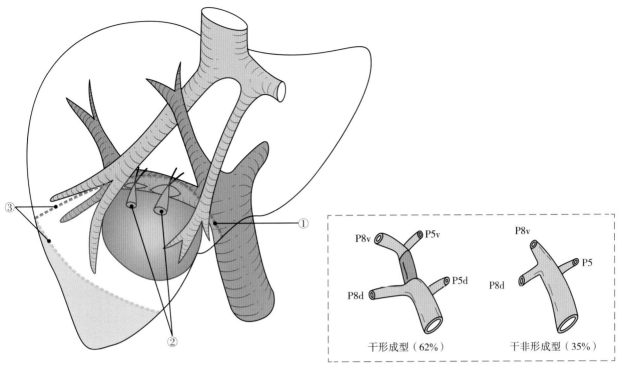

■ **手术方案**
黄色部分是预定切除范围。

(引自幕内雅敏：超音波から見た肝の脈管解剖. 消化器病学の進歩, p45-46, 1985)

步骤　　　　①沿 Cantlie 线切开肝实质,显露出 MHV,沿 MHV 向头侧分离。
②辨认 Glission 前区域支,依次逐支切断处理 G5 支。
③显露 RHV。

要点　　　　由于肿瘤巨大,与前区域 Glission 管道紧贴,可应用反染法确定 S5 区域。
P5 分支一般有 2~4 支,62% 的概率与 P8 分支形成汇合支,35% 的概率独立汇入主干。
MHV 和 RHV 末梢分支细小脆弱,肝实质离断面上显露特别困难,应予以重视。

手　　术

术中超声　　　　肿瘤（图 1a）距离 P5（b）支特别近,应用通常的染色方法不能获得准确的
S5 区域范围,因此穿刺 P8（c）进行反染。

S5 标定　　　　　从穿刺点（图 2a）穿入 P8d（b）后染色范围,依次穿刺入 P8v（c）、P6（d）染
色,S5 区域依据非染色范围标定（S5 左缘的标定是 P8v 左缘和胆囊床之间的
连线）。

S5 左缘显露　　　从胆囊肝床部分开始沿 Cantlie 线离断肝实质,距肝表面 2cm 深度显露出肝
中静脉右侧缘,并顺肝中静脉向头侧进一步离断肝实质（图 3）。然后,沿 S5 头
侧的标志线慢慢向左侧离断面切断肝实质。进而在 S5 和 S8 分界处偏左侧距肝
表面 3cm 深度显露出 G5 分支,此时到达了 S5 根部。

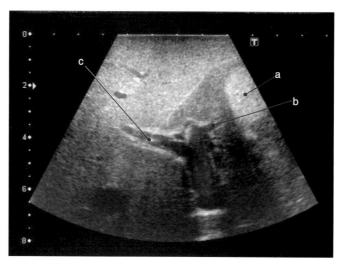

图 1　术中超声
a:HCC。b:P5。c:P8。

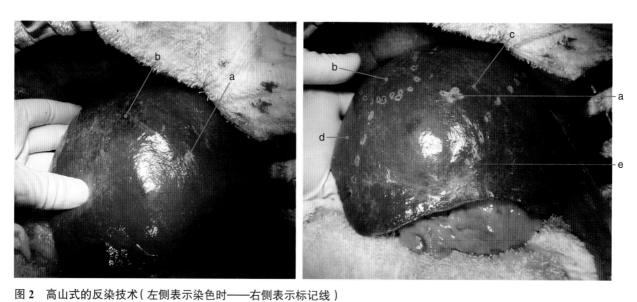

图 2　高山式的反染技术（左侧表示染色时——右侧表示标记线）
a:穿刺点。b:P8d 的染色区域（左侧图片表示 S8d 染色区域）。c:P8v 的染色区域。d:P6 的染色区域。e:Cantlie 线。

G5 分支处理　　　　　确认肝实质分离至右前区域 Glission 系统,注意处理足侧的 G5 分支(本例有 3 支)。图 4a 和图 4b 示结扎切断 G5 的 2 支小分支,最后结扎切断处理最大的第 3 支(c)。

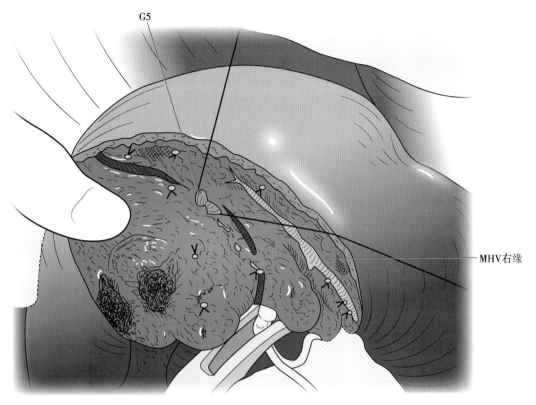

图 3　S5、S8 之间肝实质离断

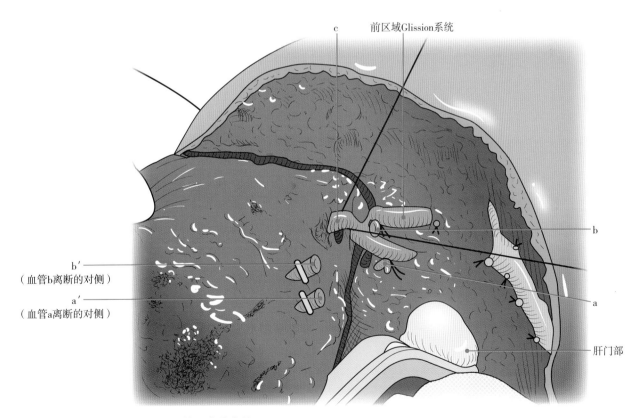

图 4　G5 的 3 个分支处理

S5 右侧处理

最后分离 S5 和 S6 之间的肝实质,到达右肝静脉边缘(图 5)。S5 背侧面的 Glission 鞘显露可见到 G6 分支,分离确认后妥善予以保护,千万不可结扎离断等处理(在沿 S5、S6 间隙进行肝实质离断操作时,深部足侧会显露出 S6 的侧面)。

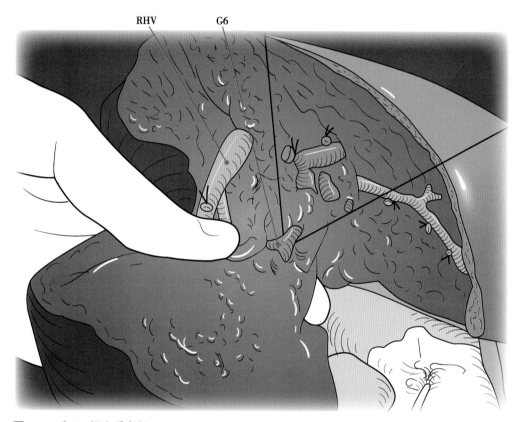

图 5   S5 和 S6 间实质离断

结　果

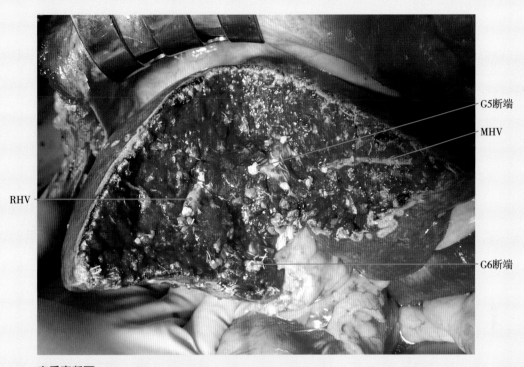

实质离断面

出血量	358mL
手术时间	6h 28min
第一肝门阻断时间	1h 53min
并发症	无
术后住院时间	10 天

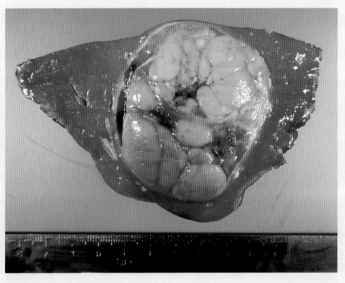

标本

标本重量	240g
肿瘤直径	60mm × 55mm
TNM	T2N0M0
分期	Ⅱ期

2. S6 切除

病　例

男性, 78 岁: 患者因糖尿病住院超声检查发现 S6 肿块, 介绍转诊至我科, 诊断 S6 段直径 35mm 单发肝细胞癌(Ⅱ期)。ICG-R$_{15}$ 5%, 遂选择 S6 切除。

■血液检查

检查项目	结果
HBsAg/HCVAb	(-)/(-)
胆红素 (mg/dL)	0.70
白蛋白 (g/dL)	4.4
ICG-R$_{15}$ (%)	5.0
凝血酶原活动度 (%)	100
AFP (ng/mL)	1
PIVKA (ng/dL)	36

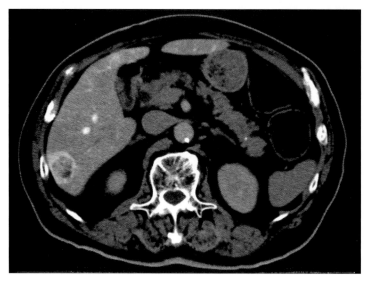

■ **增强 CT**
S6 段足侧发现一个椭圆形的肝细胞癌 (35mm)。

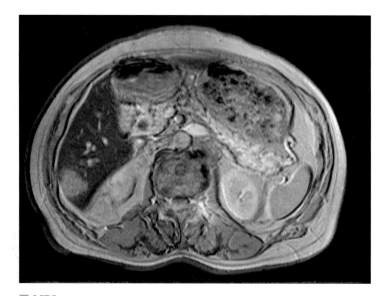

■ **MRI**
S6 段肝细胞癌周围无组织器官侵犯。

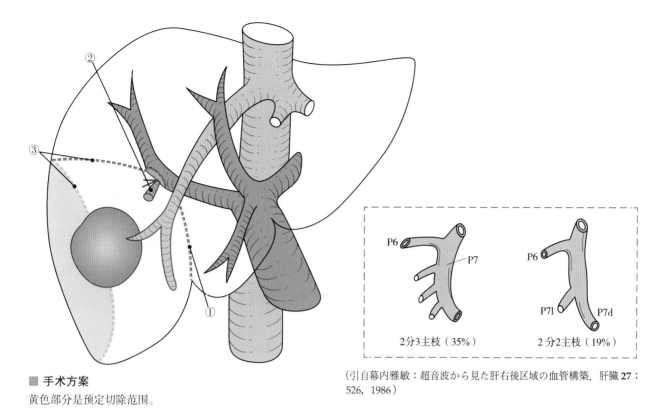

■ **手术方案**
黄色部分是预定切除范围。

（引自幕内雅敏：超音波から見た肝右後区域の血管構築. 肝臓 **27**：
526, 1986）

步骤

①S6、S5 间肝实质离断,显露出 RHV,并向头侧继续解剖操作。
②辨别确认 Glisson 右后区域支,处理 G6 分支。
③S6、S7 间肝实质离断,显露 RHV。

要点

- S6 门脉分支通常仅 1 支,确认相对比较容易。
- 肝脏充分游离非常重要,这样才能左手托住右肝进行 S6、S5 肝实质离断。
- 肝实质离断面上 RHV 显露。

手　术

S6 标定　　游离右肝裸区,分离右侧肾上腺,充分游离右肝以便于术者左手托起右后叶
进行 S6、S5 手术操作。首先在术中超声引导下穿刺 P6 根部进行染色,这时可以
见到染色的区域和未染色区域的界线,电刀进行 S5、S6 界线的标记(图 1)。

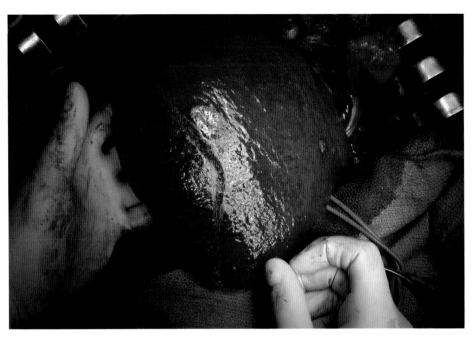

图 1   染色区域和标记线

S6、S7 界限解剖　　　　　沿标记线离断肝实质,在实质内距表面 3cm 深度处可遇到 RHV 末梢分支(图 2),顺此分支向头侧分离找到 RHV 主干。此时 RHV 末梢分支静脉壁脆弱,分离时尤需注意。

切断 G6　　　　　沿 RHV 主干向末端游离,约 2cm 距离处可发现 G6 向腹侧分支,予以双重结扎、切断(图 3)

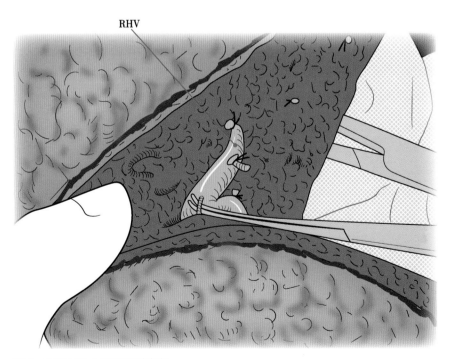

图 2   S6 和 S7 之间肝实质离断

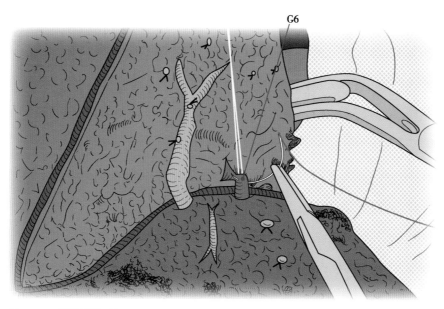

图 3　G6 的离断处理

切断 V6 支　　　　　　切断 G6 支后,S5 和 S6 间隙打开的同时,对流入 RHV 的 V6 分支予以结扎、切断(图 4)。

S6、S7 间实质离断　　沿 S6 和 S7 间的分界标记线近乎平行方向离断肝实质,切除 S6。

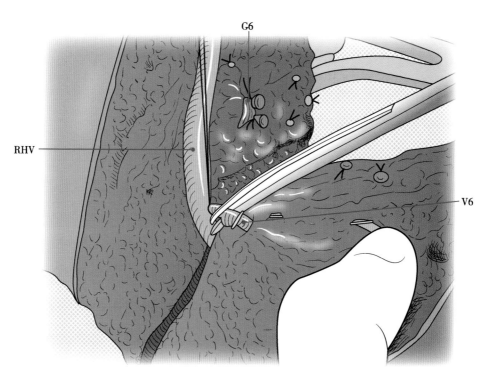

图 4　切断 V6 支

结　果

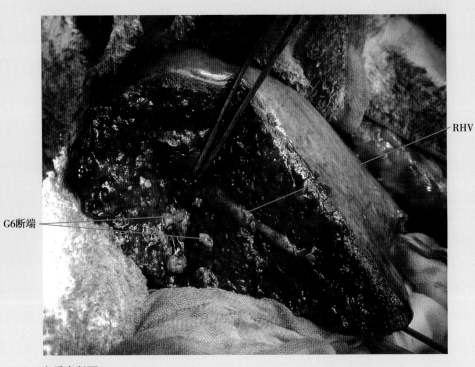

RHV

G6断端

实质离断面

出血量　　　　　　125mL
手术时间　　　　　3h 56min
第一肝门阻断时间　1h 5min
并发症　　　　　　切口感染
术后住院时间　　　18 天

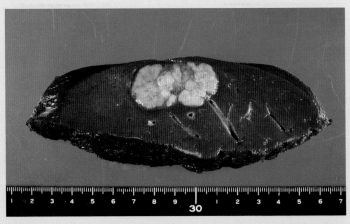

标本

标本重量　170g
肿瘤直径　45mm × 25mm
TNM　　　T2N0M0
分期　　　Ⅱ期

G. 胆管损伤的预防：内侧区域切除（中肝叶切除）

病　例

男性，46 岁，既往丙型肝炎病史的患者，因发现肿瘤血液标记物异常升高，进一步影像学检查发现肝细胞癌。肿瘤位于肝门部，外院不具备手术条件介绍转诊至我科。

CT 影像诊断 S4 肝细胞癌，分期为 Ⅱ 期。肿瘤靠近左侧门静脉分支，未发现肿瘤癌栓，决定行内侧区域切除。

■**血液检查**

检查项目	结果
HBsAg/HCVAb	（ - ）/（ + ）
胆红素（mg/dL ）	0.96
白蛋白（g/dL ）	4.3
ICG-R$_{15}$（ % ）	19
凝血酶原活动度（ % ）	87
AFP（ng/mL ）	18.0
PIVKA（ng/dL ）	398

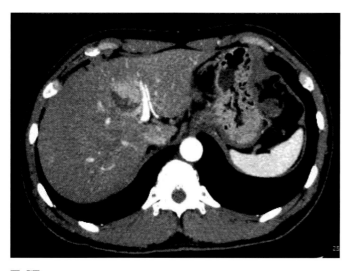

■ **CT**

可见 S4 段单发直径 29mm 肿瘤，肿瘤左侧和 LPV 右侧紧邻，根据造影模式诊断为 HCC。

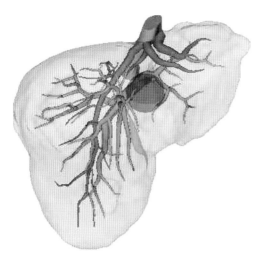

■ **三维 CT**

肿瘤和左侧 Glission 鞘根部紧邻，未见到肿瘤癌栓，考虑分期为 Ⅱ 期。

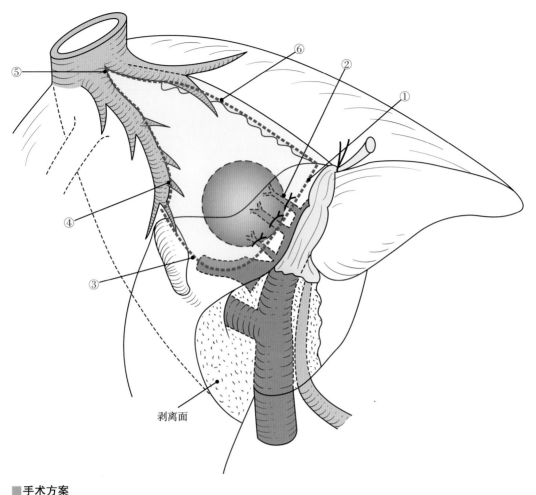

■手术方案

黄色部分是预定切除范围。

步骤

①肝圆韧带脐部处理：右侧 P4 的 Glisson 分支一律切断处理。

②肝门左侧处理：距离左侧胆管支约 5mm 处离断肝实质。

③沿 Cantlie 线离断肝实质：S4 的回流静脉 V4 全部切断，显露 MHV 主干。

④显露 MHV 头侧根部：细小分支逐一结扎、离断。

⑤到达左肝静脉汇入处：MHV 全程显露，进而完成整个手术。

⑥镰状韧带离断：进行步骤 5 离断肝实质过程中，必要时切断左侧镰状韧带。

要点

P4 门静脉分支完全处理后可以描绘出肝组织缺血线（切除区域）。

千万勿距离左肝胆管太近处理胆管。

以防万一，手术结束一定行左肝管造影。

> **提示**
>
> 　内侧区域切除术的要点在于避免胆管左支的损伤。特别是 HCC 肿瘤和胆管紧密粘连的场合，譬如本例患者，在 HCC 被膜面仔细剥离才显露出胆管分支。

<h1 style="text-align:center">手　　术</h1>

开腹　　　　　　　　　正中切口进腹,切断肝圆韧带、镰状韧带,分离显露出 MHV 和 LHV 汇合处
（图 1 ）。

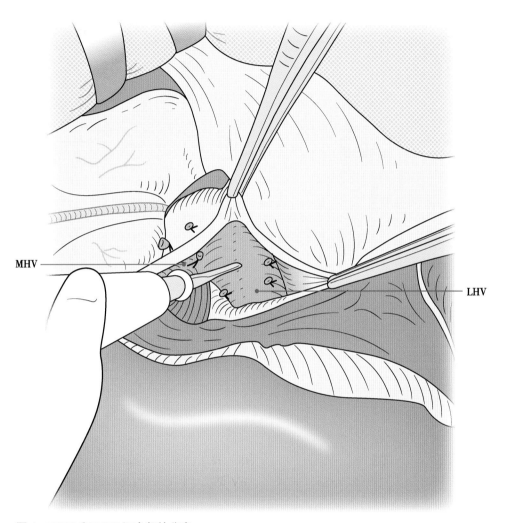

图 1　MHV 和 LHV 汇合部的分离

肝圆韧带脐部处理   将肝圆韧带向头侧牵引,分离显露左侧门静脉脐部(右侧面)(图 2),从头侧开始分离 P4s 分支,结扎切断。同样方法分离处理足侧的 P4i 分支(图 3)。

暗红色区域表示内侧区域范围,其右侧缘用电刀进行标记(图 4)。

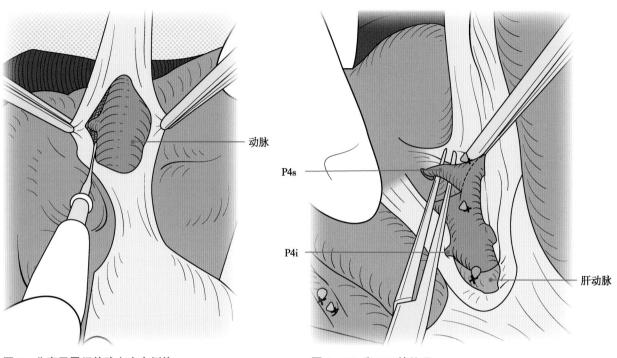

图 2   分离显露门静脉左支右侧缘   图 3   P4s 和 P4i 的处理

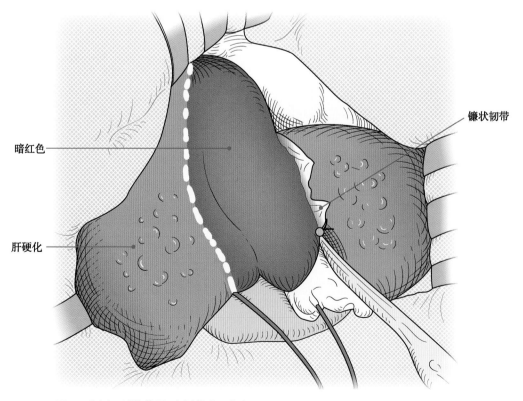

图 4   内侧区域的范围,右侧缘电刀标记

肝实质离断①　　　　　　从肝脏镰状韧带右侧开始进行肝实质离断。首先分别切断处理肝实质外的门静脉三级分支,然后离断肝实质,过程中遇到 Glisson 管道则不予分离解剖而进行一并处理。特别注意在离断肝门正上方的肝实质过程中要避免胆道损伤。

　　　　　　　　　　　　　在左侧 Glisson 鞘水平部位常有数支 S4 胆管支汇入,逐一仔细结扎、切断。此过程中无须显露左胆管,可以在其周围保留约 2mm 的肝实质来避免左胆管损伤(图 5)。

肝实质离断②　　　　　　沿 Cantlie 线向头侧离断肝实质,实质深部注意肝中静脉,然后沿肝中静脉继续向头侧离断肝实质(图 6)。

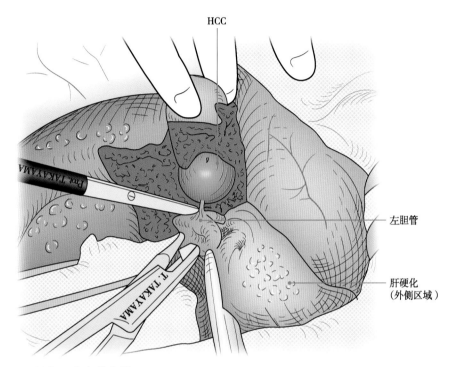

图 5　肝门正上方的离断

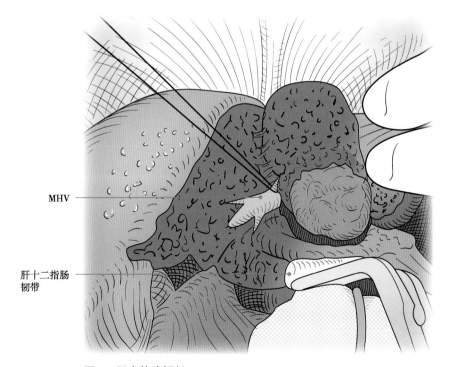

图 6　肝中静脉解剖

肝实质离断③   在肝中静脉主干指引下继续向头侧离断肝实质,过程中遇到 V4 分支予以结扎、离断(图 7)。

胆管造影   本手术操作要点在于有效避免胆道损伤,因此手术中一定要进行术中胆道造影(图 8),如造影所示,肝门部、左肝管及其发出的小分支未见损伤。

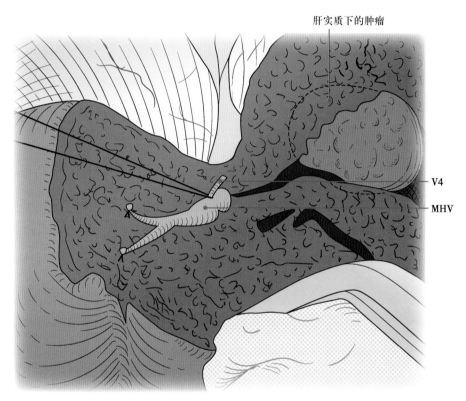

图 7   V4 分支的结扎、离断

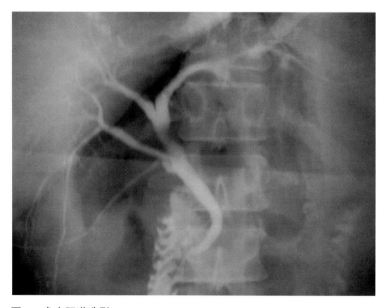

图 8   术中胆道造影

结　果

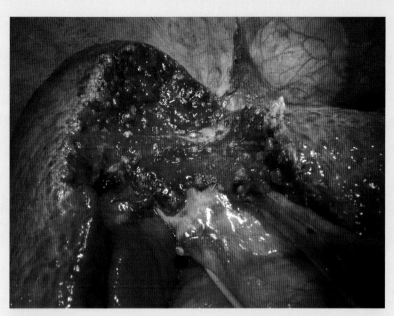

实质离断面

出血量	240mL
手术时间	6h 43min
第一肝门阻断时间	2h 12min
并发症	切口感染
术后住院时间	17 天

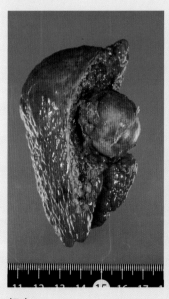 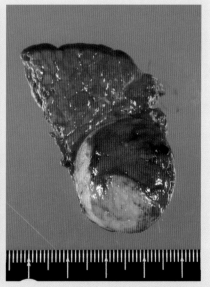

标本

标本重量	50g
肿瘤直径	29mm × 28mm
切缘距离	1mm
TNM	T2N0M0
分期	Ⅱ期

（徐庆祥 译,张洪义 校）

H. 基于 Rouviere 沟的肝右后叶切除

病　例

49 岁,女性:乙型肝炎抗原阳性,由于在随访过程中发现 PIVKA- Ⅱ异常升高,行 MRI 检查发现了 HCC。肿瘤主要位于 S6,为行手术治疗入院我科。

肿瘤与 RHV 关系密切,虽然肝功能储备可以耐受右半肝切除,但是因为考虑可以完全留下右肝静脉,因此选择行右后叶切除。

■ 血液检查

检查项目	结果
HBsAg/HBcAb	(+)/(-)
胆红素（mg/dL）	0.95
白蛋白（g/dL）	5.1
ICG-R$_{15}$（%）	3
凝血酶原活动度（%）	82
AFP（ng/mL）	9.6
PIVKA（ng/dL）	1.603

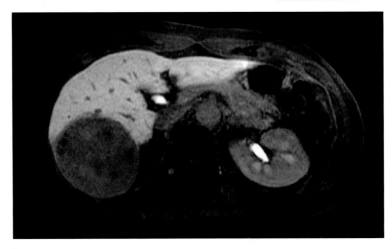

■ **MRI**

以 S6 为主的单发肿瘤（72mm）,背侧向肝外生长,根据典型的造影表现,诊断为 HCC。

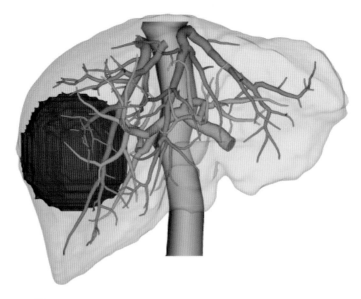

■ **三维 CT**

尽管肿瘤可能侵犯了 RHV 的中央背侧,但是并未发现肝内转移及癌栓,分期为 Ⅱ 期。

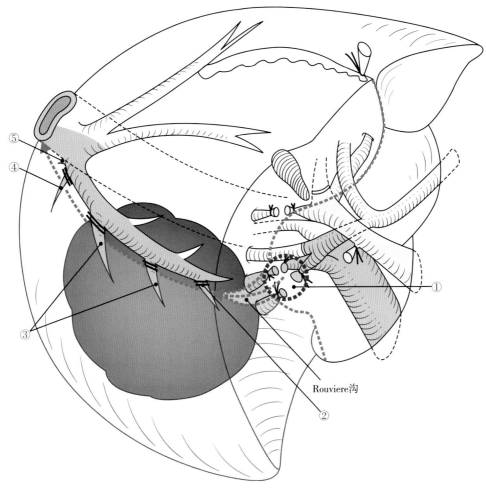

Rouviere沟

■ 手术方案

黄色部分是拟切除肝脏范围,血管未上色的部分是术者术中不需要碰触的部分。

步骤

①Rouviere 沟的处理:右后叶门静脉和动脉的离断。

②沿着缺血线离断肝脏:离断中追寻辨认 V6(2~3 支)十分重要。

③显露 RHV 主干:离断 V6 支,从深部尾状叶侧离断。

④RHV 浅支离断:这个时间点同样肝门部的也离断。

⑤RHV 根部的剥离:RHV 全长的显露,手术结束。

要点

● 在 Rouviere 沟处在肝外处理肝后叶动脉和门静脉。

● 要点,沿着缺血线离断肝脏,直达 RHV 主干。

● 盲点,在 RHV 根部需要小心处理极细的静脉支。

手　术

肝门处理　　　　解剖肝门的动静脉,悬吊胆总管,RHA 主干及前支,RPV 主干及后支,右后支(图 1)。在 Rouviere 沟正下方即是门静脉后支走行区域。

标记　　　　　　肝右后叶区域的动静脉断离后出现缺血线,沿着缺血线进行标记(图 2)。沿着 RHV 的走行,从 Rouviere 沟至 RHV 根部是一个凸曲线(图 3)。

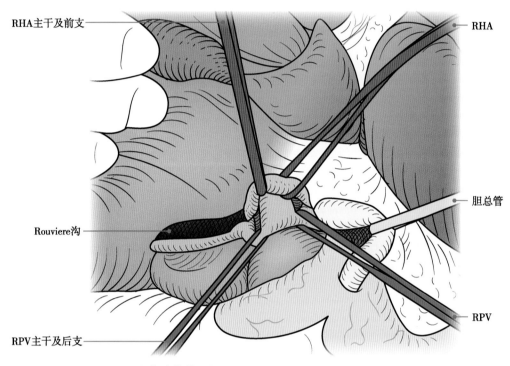

图 1　肝门部脉管的悬吊

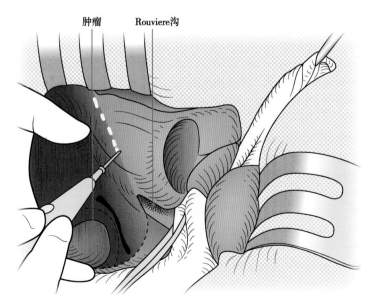

图 2　缺血线的标记

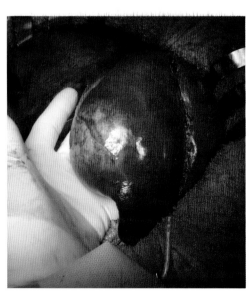

图 3　右后叶的切除线

肝离断①

肝离断初期找到 V6，从其头背侧追寻可达 RHV 的主干。窍门的话，就是 V6 的浅支千万别损伤，明确 V6 后相信一定能根据其引导找到 RHV 的主干（图 4）。

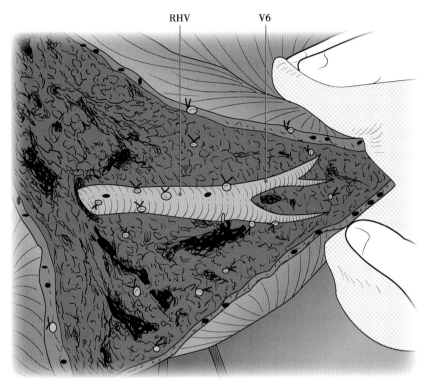

图 4　RHV 主干的显露

肝离断②

术中沿着 RHV 的走行进行肝实质的离断。保存 V6 支同时追寻了 RHV 本干后，绝对不要丧失方向。向头侧离断前进，处理数支右后叶的小支（V6）同时暴露出主干的全长，在根部有粗大的肝静脉浅支（图 5，* 部分），进行结扎处理。

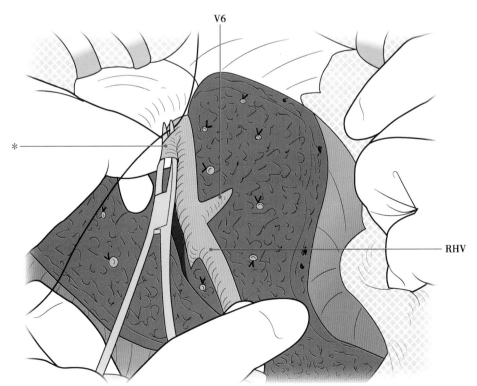

图 5　RHV 根部的处理

结　果

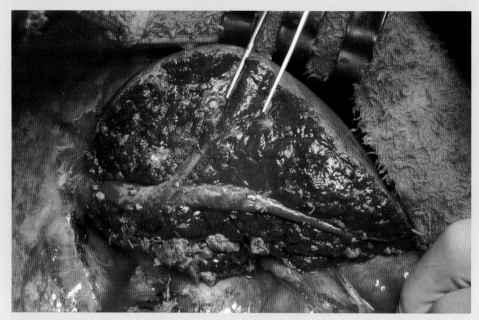

离断面

出血量	574mL
手术时间	6h 52min
阻断时间	1h 59min
并发症	无
术后住院	10 天

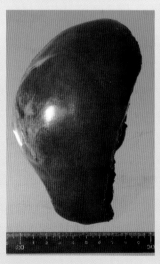 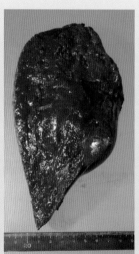 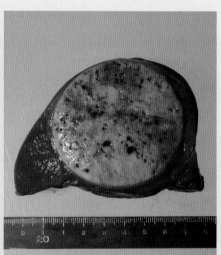

标本

标本重量	400g
肿瘤大小	100mm × 63mm × 60mm
切缘距离	3mm
TNM	T2N0M0
分期	Ⅱ期

I. 最大的肝离断面：右前叶切除

病 例

79 岁，男性：病毒性肝炎阴性患者，健康体检发现 PIVKA-Ⅱ 异常升高，经 MRI 发现 HCC。肿瘤位于右前叶（右前叶），术前诊断为Ⅲ期入科治疗。

本病例为巨大肿瘤位于右前叶中央部，术式选择的话右半肝相对来说容易些，但是考虑到 ICG-R$_{15}$ 值较高，选择保存右后叶的右前叶切除。在所有肝切除中，此手术为"最大的离断面"，术中有效控制出血量是关键。

■血液检查

检查项目	结果
HBsAg/HCVAb	（ - ）/（ - ）
胆红素（mg/dL）	0.63
白蛋白（g/dL）	4.2
ICG-R$_{15}$（%）	15.0
血红蛋白（%）	82
AFP（ng/mL）	4.5
PIVKA（ng/mL）	2 075
CA19-9	10.4

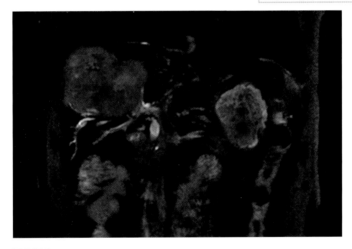

■ MRI
肿瘤与 RHV 中央背部接触，肝内转移、癌栓并未发现，临床分期为Ⅲ期。

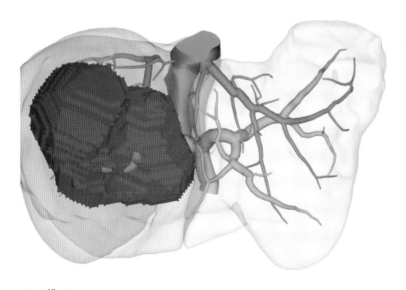

■ 三维 CT
S8 及 S5 区域存在单发的肿瘤（116mm），肿瘤的左缘与 RPV 和 MHV 较近，右缘与 RHV 较近。

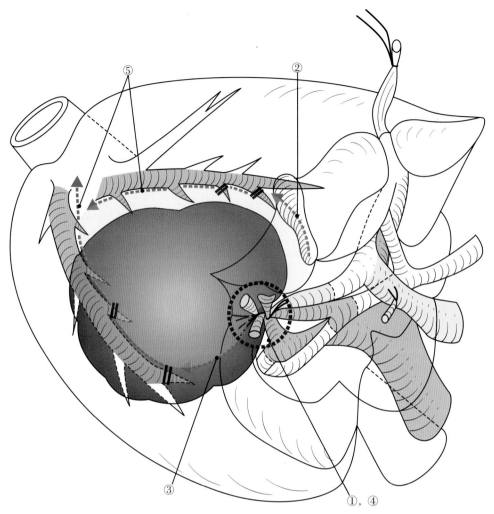

■ 手术方案

黄色显示的部分是切除范围,血管未染色部分是术者在术中不需要触碰的部位。

步骤　　　　　　①定界右前叶部分:动脉及门静脉支各自结扎、切断,缺血线显示。

②S5·S4 段之间的断离:MHV 各分支依次结扎、切除,显示主干。

③S5·S6 段之间的断离:RHV 各分支同步骤②同样处理。

④肝门处理:肝门部打开时,右前叶 Glisson 鞘一并结扎和离断。

⑤向头侧方向离断:向上翻肿瘤同时,显露 MHV 及 RHV 主干直至 IVC。

要点　　　　　　● 巨大肿瘤与肝门部关系密切,注意在肝门部剥离时不要损伤胆管。

● 肿瘤的后面有长达 10cm 距离的 RHV 压迫,需慎重剥离。

● 尽管 MHV 及 RHV 被肿瘤广范围地压迫,目标是在不输血的情况下完成切除。

手　术

肝门处理　　在肝门右侧，RHA 的前支及尾状叶支悬吊（图 1），接着悬吊 RPV（本病例，因为肿瘤压迫肝门，未做 RPV 的前、后支悬吊）。

右肝游离　　整体右肝从 IVC 整体脱离，iRHV 游离切断后，悬吊 RHV（图 2）。

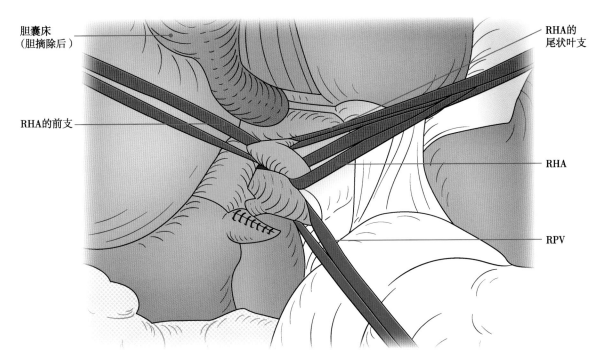

胆囊床（胆摘除后）

RHA的前支

RHA的尾状叶支

RHA

RPV

图 1　肝门部血管的悬吊

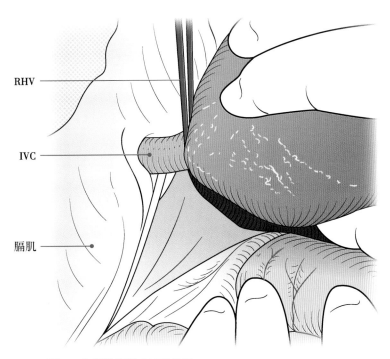

RHV

IVC

膈肌

图 2　右肝游离及 RHV 悬吊

胆道造影　　　　　　　　　从胆囊管插管,进行胆道造影(图 3)。肝右前叶由于有较大肿瘤,胆管右前支向左侧头侧推挤,右后支向右尾侧推挤。同时确认肿瘤并未向胆管左支进展。

定界右前叶　　　　　　　　通过使用染色法显示 Cantlie 线(图 4a),前右后叶定界线(图 4b)进行标记。本病例,肿瘤向 S4 段肝门部突出,扩大线(图 4c)追加。

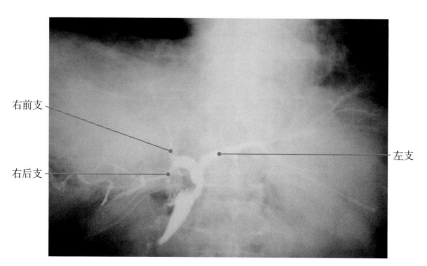

右前支

右后支

左支

图 3　术中胆道造影

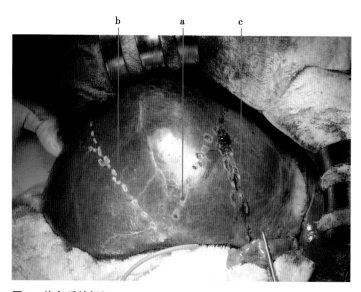

b　　　a　　　c

图 4　染色后的标记

肝离断①

由于肿瘤压迫，S4 腹侧区域变得相对菲薄，为了保存 S4 段，要小心处理管道，保留必要的脉管（图 5）。

扩大的 S4 侧的肝离断，S4 的 Glisson 2 支结扎及切断。更进一步，向肝门侧离断推进的过程中，会遭遇 V4，向头侧追寻 V4，可以到达 MHV 主干（图 6）。

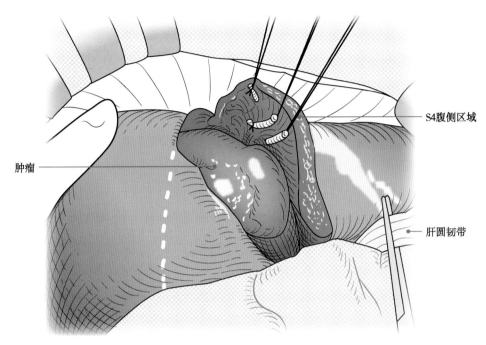

图 5　S4 的离断

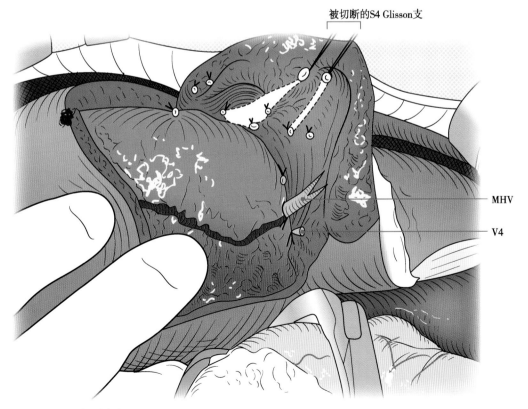

图 6　向肝门部侧离断

肝离断②

接着,进行 S5 和 S6 边界离断,本术式切除的右侧有标志,努力能沿着 RHV 进行切除。首先,辨认出 RHV 的分支 V6,然后从肿瘤上小心地分离,最终以 V6 为导向,向深部前进,自然会找到 RHV 的主干(图 7)。

如果肿瘤的两边有足够的空间的话,可以使用右前叶 Glisson 径路。首先,V6 的头侧有肝门侧的右后叶 Glisson 鞘的存在,有意识地确认后,右前叶 Glisson 鞘双重结扎后切断(图 8)。

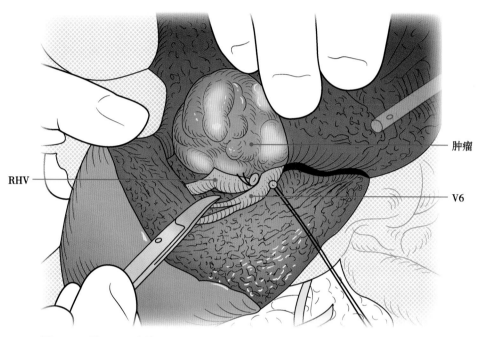

图 7   V6 及 RHV 确认

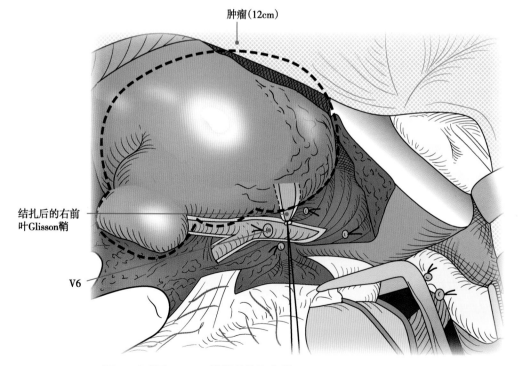

图 8   右前叶 Glisson 鞘的结扎和离断

肝离断③　　　　　　S8 和 S7 边界的离断,在暴露 RHV 的同时在头侧进行离断。向腹侧发出的 V7 支离断后更容易将肿瘤分离开(图 9)。最终,肿瘤从 RHV 及 S1 上剥离、摘除。

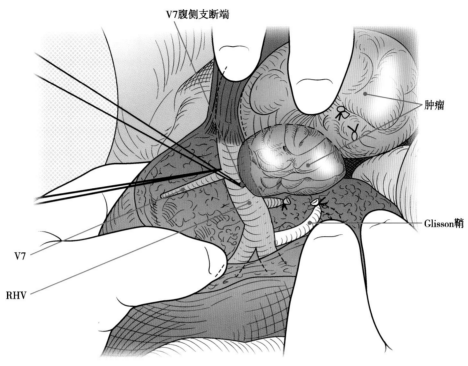

图 9　V7 的切断

结　　果

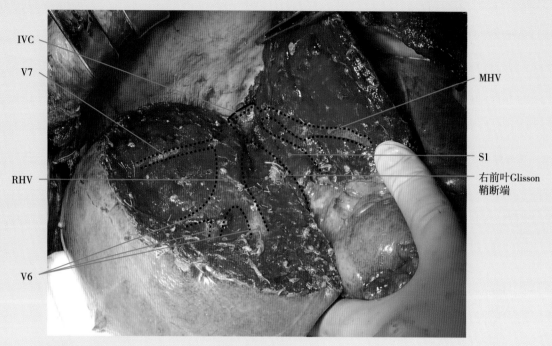

IVC
V7
RHV
V6
MHV
S1
右前叶Glisson
鞘断端

离断面

出血量　　835mL（未输全血，仅使用 FFP 240mL）
手术时间　9h 27min
阻断时间　3h 6min
并发症　　无
术后住院　12 天

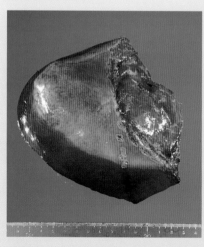

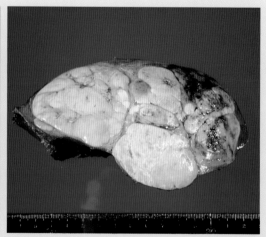

标本

标本重量　630g
肿瘤大小　直径 150mm × 90mm
切缘距离　1mm
TNM　　　T3N0M0
分期　　　Ⅲ期

J. 法美差异:中央二区域肝切除

病　例

43 岁,男性:健康体检 MRI 发现 S8 段胆管细胞癌(ICC,40mm),诊断为 II 期(T2N0M0),肿瘤位置较高,肝静脉根部浸润,考虑切除不能介绍到本科室。

本病例的腺癌,推测为浸润性相当强的肿瘤,除了切除没有其他根治性治疗方式,因此选择肝中叶切除。

■血液检查

检查项目	结果
HBsAg/HBcAb	(+)/(-)
胆红素(mg/dL)	0.90
白蛋白(g/dL)	4.8
ICG-R$_{15}$(%)	2.5
凝血酶原活动度(%)	100
AFP(ng/mL)	3.6
PIVKA(ng/dL)	29
CEA	2.0
CA19-9	12.9

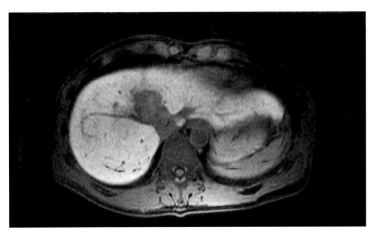

■ **MRI**

发现 S8 头侧端,在 RHV 及 MHV 汇合部,大小 40mm 的 ICC。肿瘤的形状不规则,显示为浸润性较强的腺癌,肝内转移及脉管侵袭是阴性。

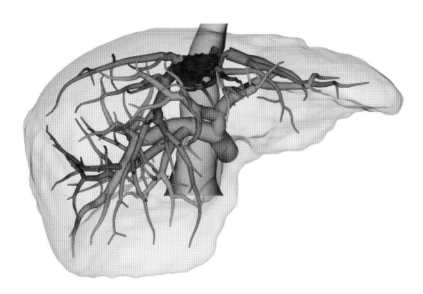

■ **三维 CT**

肿瘤主要位于 S8 的上缘,与 RHV 和 MHV 距离很近,未见与 IVC 层面的浸润。

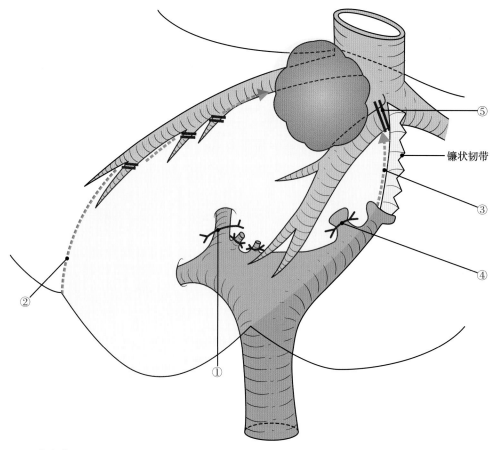

镰状韧带

⑤
③
④
②
①

■ **手术方案**

黄色区域显示部分为切除范围。

步骤

①肝门处理:右前叶的动脉和门静脉切断,同区域缺血线显示。

②肝离断(右):沿右前叶的左侧缘向头侧离断,显露 RHV。

③肝离断(左):沿着镰状韧带向头侧离断。

④G4 切断:数支 G4 群处理,直至肝门处。

⑤MHV 切断:连续缝合,确保止血彻底。

要点

● 中央二区域切除,美式是(右前叶 + 左内叶),法式是(右前叶 +S4+S3),两者切除范围有差异。

● 体积测算的结果,采用了本术式:右前叶 + 左内叶。

体积测算

右前叶 361mL(24%)	左内叶 163mL(11%)	→ 肝中叶切除 524mL
右后叶 698mL(47%)	左外叶 278mL(19%)	

↓

扩大右半肝切除 1 059mL

手　术

肝门处理

游离三套脉管系统,悬吊肝总管、RHA 前支和后支、门静脉后支(图1)。接着右前叶的动、门静脉支双重结扎、切断。

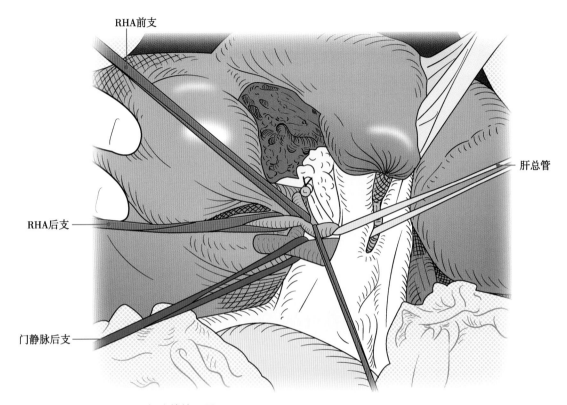

RHA前支

肝总管

RHA后支

门静脉后支

图 1　肝门部脉管的悬吊

肝离断(右)①

沿着肝门部脉管切断后生成的缺血线进行切肝,切肝途中寻找到 RHV 的末梢并显露,同时向肝门部右侧前进(图2)。

肝离断中到达 RHV 的中央部分,此层面有肝门右前叶 Glisson 显露,悬吊之(图3)。在肝门处小心剥离 Glisson,特别是注意对细小的 S1 的 Glisson 管道不要损伤。

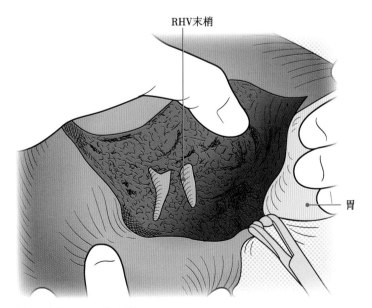

RHV末梢

胃

图 2　显露 RHV 的末梢

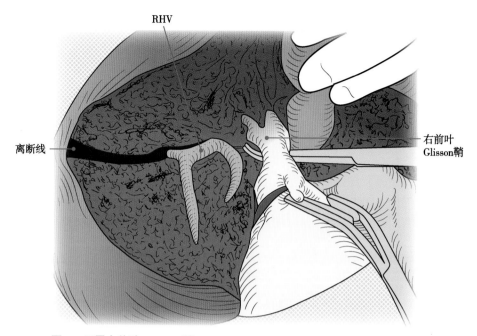

RHV

离断线

右前叶
Glisson鞘

图 3　显露右前叶 Glisson 鞘

肝离断（右）②　　　　　向后方前进，G8d 末梢部分在 S7 段以上平面结扎和切断（图 4）。此外，在深部有 G1 caval 需要离断。

这样可以进一步显露肝门支，充分暴露右前叶 Glisson 鞘，进行结扎和离断。之后背侧的视野将更广阔，在 IVC 前面完成切断（图 5）。

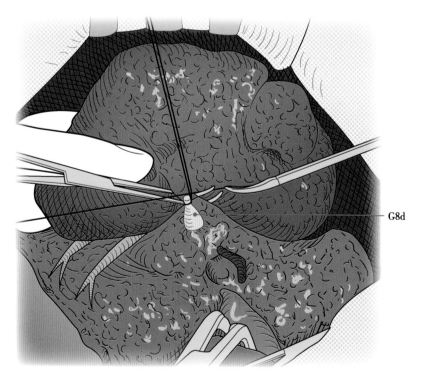

G8d

图 4　G8d 的处理

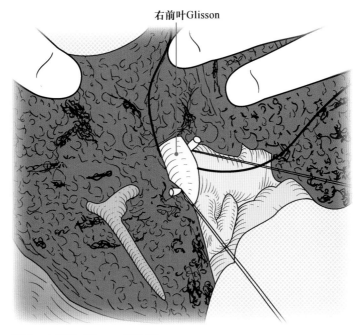

图 5 右前叶 Glisson 鞘处理

肝离断（左）　　　　左侧肝离断主要是沿着镰状韧带右侧缘进行切断,顺次结扎切断 G4 直至肝门（图 6 ）。

肿瘤位于 S8 段头侧端,且 RHV、MHV 及 IVC 三者领域嵌入其中。因此在此处结扎切断 V8（图 7 ）。

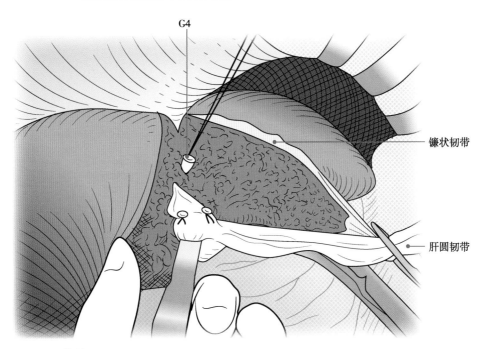

图 6 G4 的处理

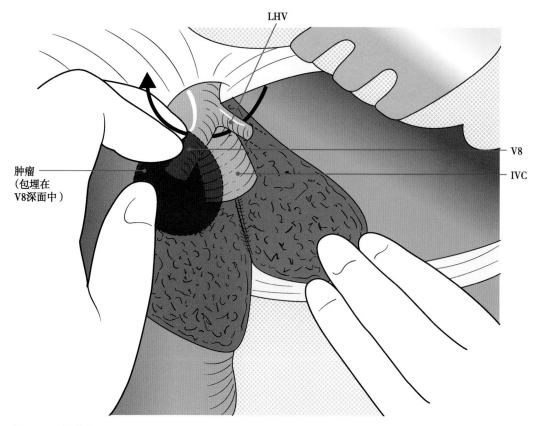

图 7　V8 的处理

MHV 切断　　　　　　肝离断头侧端直至 IVC 平面,确认 LHV 根部后,从根部双重结扎并切断 MHV(图 8)。

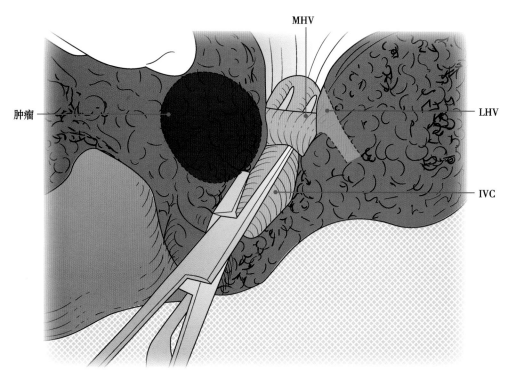

图 8　MHV 的处理

结　果

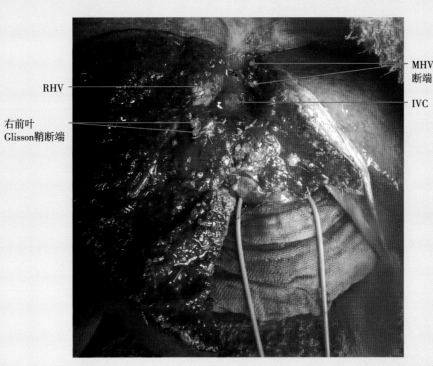

离断面

出血量　　697mL
手术时间　10h 32min
阻断时间　3h 18min
合并症　　无
术后住院　19 天

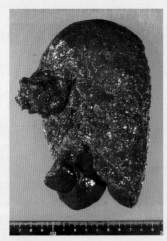
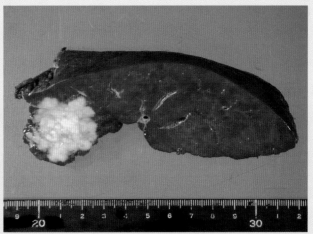

标本

标本重量　350g
肿瘤直径　40mm
断端距离　0mm
TNM　　　T2N0M0
分期　　　Ⅱ期

（蔡雨龙 译,冯晓彬 校）

K. 保留残存血管：三区切除

病　例

56 岁，女性：突发黄疸，经过退黄治疗后，通过影像诊断发现患有胆囊癌ⅣB 期（T3bN1M1）。

保留残存血管是"三区切除"的首要任务，必须始终确保在外侧区域保留动脉和门静脉。

■血液检查

检查项目	结果
HBsAg/HCVAb	（−）/（−）
胆红素（mg/dL）	9.10
白蛋白（g/dL）	4.1
AST（IU/L）	486
ALP（IU/L）	2 379
ICG-R$_{15}$（%）	11（退黄后）
CEA（ng/mL）	8.2
DUPAN-2（U/mL）	8 500

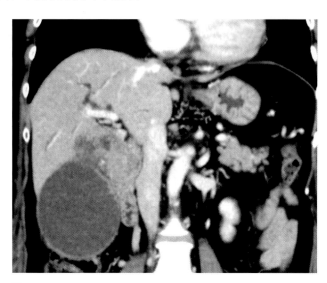

■MRI

在胆囊颈部发现了一个直径为 10cm 的肿瘤，整体肿大到了 20cm。虽然黄疸减轻，但左肝的胆管扩张，并在其他断面上发现了淋巴结转移（第 12、8 组淋巴结）和肝转移（S8，17mm）。

步骤

①从 Cantlie 线离断肝脏。

①' 越过 MHV 达到左支 Glisson 鞘根部。

②切断 G4 向头侧离断。

③保留裂静脉。

④Spiegel 部在切除侧。

⑤切断胆管左支，切断 RHV。

要点

● 手术计划是进行三区域切除，并预先进行门静脉栓塞。

	实施前	实施后	
左肝	510mL（46%）	644mL（54%）	➡ 左肝增加 134mL
右肝	595mL（54%）	554mL（46%）	
全肝	1.105mL	1.198mL	

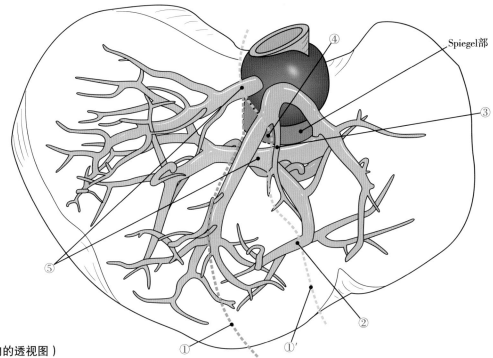

Spiegel部

③

②

⑤

④

①

①'

■ **手术方案（头、尾方向的透视图）**

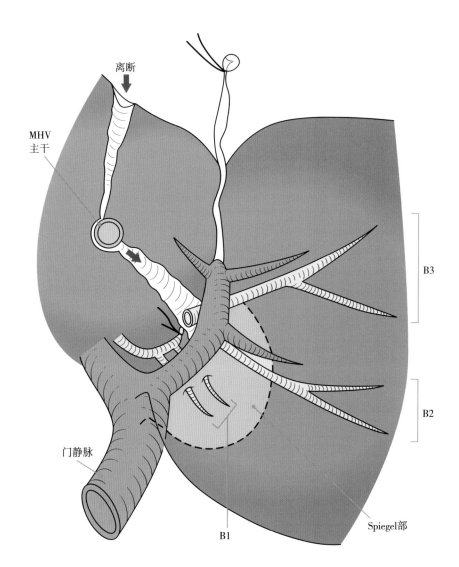

离断

MHV
主干

门静脉

B1

Spiegel部

B3

B2

■ **离断图解**

肝离断的方向性是在 MHV
主干暴露之前，向 S4 区
域的靠近中央方向切除，
然后朝位于 LPV 根部的
左肝管 Glisson 鞘的方向
切除。

手　术

开腹所见
　　　　　　　胆囊肿大至成人手掌大小,触诊到从颈部到肝门的硬性肿瘤,术前影像检查预测未浸润到肝门部,判断为"可切除"(图 1)。

肝门处理①
　　　　　　　在肝门部清扫第 12 组淋巴结,同时分别对胆总管、肝动脉和门静脉进行绕带(taping)(图 2)。在本例中,还清扫了第 7、8、13a 和 16 组淋巴结。

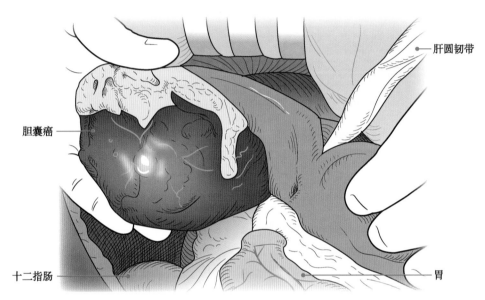

图 1　开腹时的胆囊癌

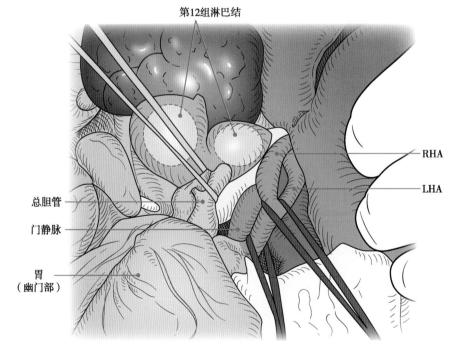

图 2　肝门部血管的绕带

肝门处理②　　　结扎、切断 RHA 和 RPV，从胰腺上缘切断胆总管并向肝侧胆管中插入减压管（图 3）。

这个术式是扩大手术，完整保留血管群非常重要！

肝切除　　　右肝向左侧旋转，完全从 IVC 上游离，尾状叶整个区域游离到切除侧（图 4）。

原则上，应以镰状韧带的右缘为肝脏切缘线（本例中为了保留肝功能，将 S4 腹侧部尽可能保留）。

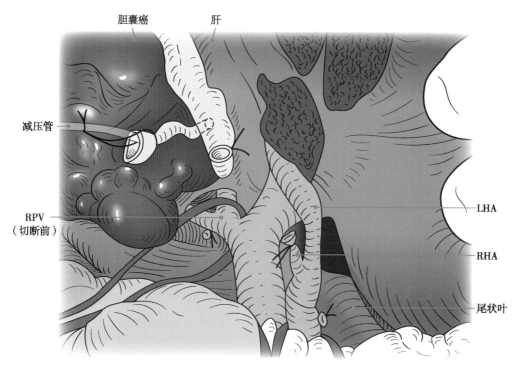

图 3　肝门部血管的结扎、切断

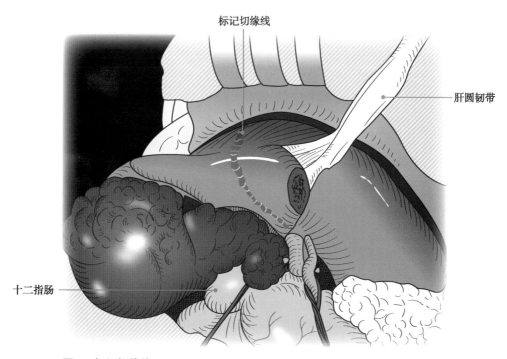

图 4　标记切缘线

肝脏离断

从 S4 下缘开始向头、尾部游离肝脏,首先要确定 MHV 的 V4 位置,完全暴露后向上探查即可到达 MHV 主干。如作为标记的肝静脉暴露完美,那么镜像的静脉沟将被描绘出来(图 5)。在肝门部,可见左肝管的 Glisson 鞘。

接下来,向肝门方向离断,暴露肝门板后,尽可能地结扎和切断 S1 Glisson 分支。最后,在脐部右缘切断左肝管(图 6)。

肝离断的方向性是为①MHV 主干暴露之前,向 S4 区域的靠近中央方向切除,②MHV 主干暴露后,朝位于 LPV 根部的左肝管 Glisson 鞘的方向切除。

从头、尾部切断 Arantius 管,切断 RHV,连续双层缝合关闭。最后,胆管和空肠 Roux-Y 吻合再建。

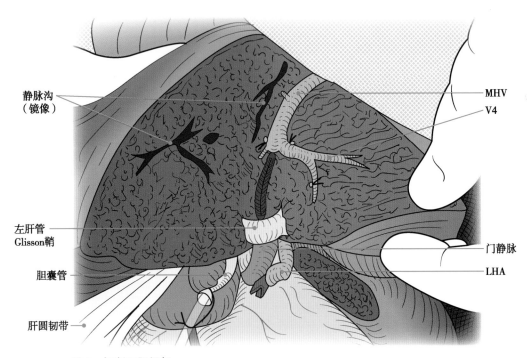

图 5   切断至肝门部

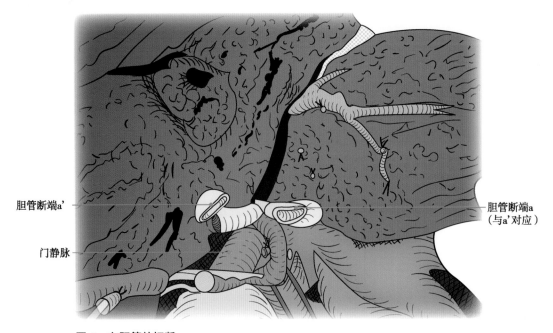

图 6   左肝管的切断

结 果

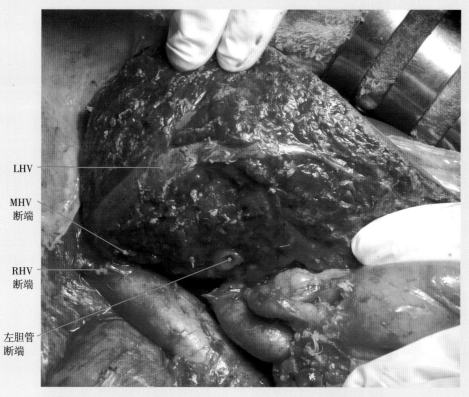

LHV

MHV
断端

RHV
断端

左胆管
断端

离断面

出血量	470mL
手术时间	6h 41min
止血时间	1h 9min
并发症	无
术后住院	13 天

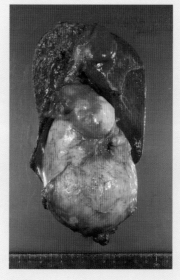
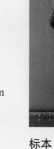

标本重量	970g
肿瘤直径	19cm × 10cm
断端距离	1mm
TNM	T3bNlMl
分期	ⅣB 期

标本

L. 控制肝中静脉：尾状叶部分切除

病　例

70 岁，男性：乙肝、丙肝重复感染，定期观察病程过程中，CT 检查发现 HCC。肿瘤局限在 S1，之前的医疗机构判断无法切除，因此被介绍到我们科室进行手术治疗。

由于 ICG 为 16%，因此在术前考虑扩大的区域切除是最佳选择，但在开腹时，由于肝硬化腹水阳性，适合"尾状叶部分切除"。该病例的肿瘤处于 3 条肝静脉和下腔静脉之间呈"鸟笼"状况。打开鸟笼门的关键是逐一打开 3 条肝静脉。

■血液检查

检查项目	结果
HBsAg/HCVAb	（＋）/（＋）
胆红素（mg/dL）	0.56
白蛋白（g/dL）	3.7
ICG-R$_{15}$（%）	16
AFP（ng/mL）	4.6
PIVKA（ng/dL）	29

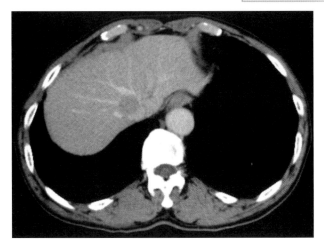

■ CT

在 S1 下腔静脉部的头侧发现一个单发肿瘤（26mm），周围被三条肝静脉包围，根据造影图像可以诊断为 HCC。

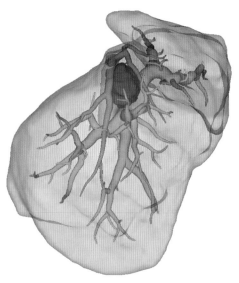

■ 3 维 CT

肿瘤位于 RHV 和 MHV 的背面，像将肝门分支部从背面抬起一样。未发现肝内转移、瘤栓，进展程度为 Ⅱ 期。

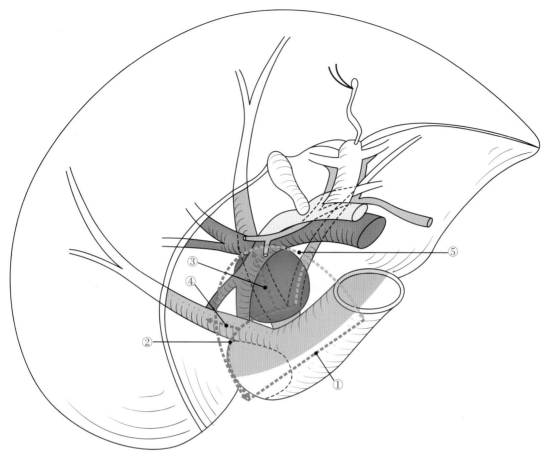

■ 手术方案

标黄的部分是切除范围,血管没有着色的部分是手术中医生不会触碰到的区域。

步骤　　　　　　①完全切除肝右叶和尾状叶。

②IVC 暴露出 RHV 和 MHV 的根部。

③完全暴露 MHV、肝实质,切断 V8 和 V4。

④剥离 RHV 同时进行离断。

⑤结扎并切断 S1 Glisson 分支,完成离断。

要点　　　　　　● 虽然不是系统性切除,但始终要关注 S1 标记。

● 关键在于如何控制来自肝静脉背面的出血。要特别关注控制 MHV 的出血。

手　　术

进路　　　　　　通过从上腹部正中到右侧第 9 肋间的 J 形切口进行开腹和开胸手术,但因为腹水阳性,我们将手术方案从首选的扩大的区域切除改为肿瘤剜除术。

从腹膜后、IVC 完全切除肝右叶和尾状叶(图 1)。

从 IVC 前面将冠状韧带剥离至高于肾上腺,然后用电刀切断肾上腺与肝脏的连接部分。

结扎和切断所有流入 IVC 的肝短静脉(图 2)。切开小网膜,从左侧暴露 IVC 前面。这个操作一直进行到向头部方向三条肝静脉汇合的部位。

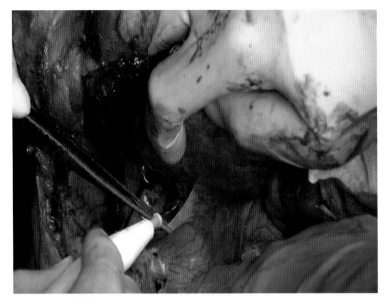

图 1　右肝的切除

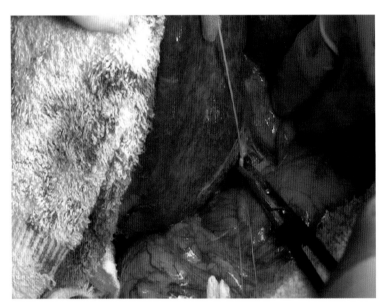

图 2　肝短静脉的切断

标记

用超声波定位肿瘤位置,标记肝表面使得 MHV 位于切除范围的中央,LHV 的根部位于左上方(图 3)。

肝脏离断①

肿瘤位于 MHV 的正后方。肝离断从肿瘤尾部 3mm 处开始,首先朝向 MHV 主干,前面暴露约 2mm,然后全周剥离并绕带。

将肝静脉表面的肝实质完全清除而不增加出血是一个技巧。静脉的小孔可以用无损伤针缝合止血。在其背面可以看到肿瘤的左缘(图 4)。

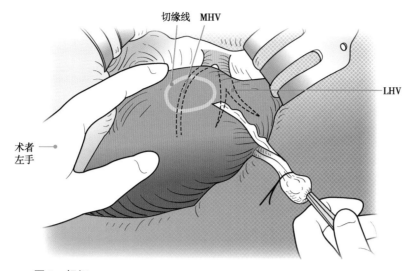

切缘线　MHV

LHV

术者
左手

图 3　标记

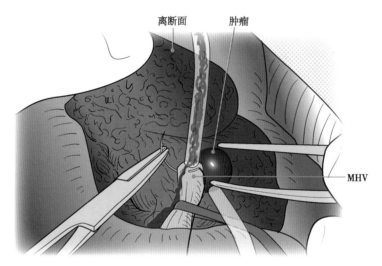

离断面　肿瘤

MHV

图 4　暴露 MHV

肝脏离断②

　　结扎、切断灌注到 MHV 的 V8（图 5）。小心地暴露静脉分支，保证切缘后切断。
　　同样地处理流入 MHV 的 V4（图 6）。在此过程中，要小心剥离与 MHV 背面紧贴的肿瘤，以防其破裂。在 Metchen 末端，要轻轻地"抚摸"肿瘤边缘和静脉之间进行剥离，这是关键。

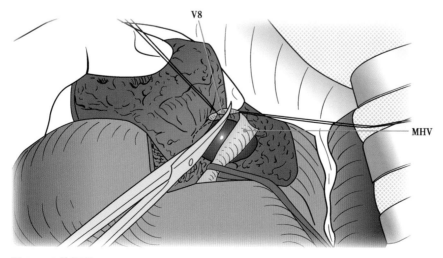

V8

MHV

图 5　V8 的切断

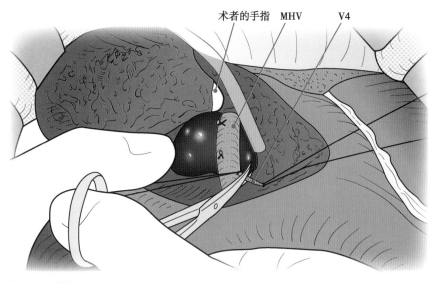

图 6　V4 的切断

肝脏离断③　　　　医生将手指放在 IVC 前面,朝着这个方向进行离断。将肿瘤倒向患者的左侧,可以在 RHV 和 IVC 之间看到指尖。以这个手指为指引,暴露出 RHV 的左缘和 MHV 的右缘(**图 7**)。

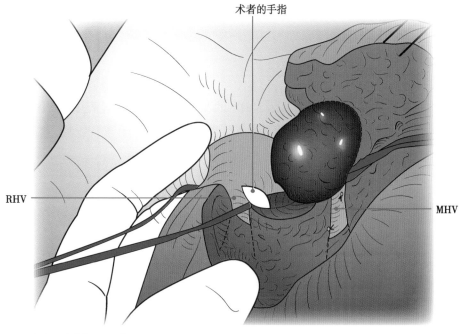

图 7　暴露 RHV 和 MHV

肝脏离断④

在最后阶段,对从肝门板流入肿瘤的 S1 Glisson 分支进行双重结扎、切断(图 8)。

IVC 前面广泛暴露于离断面中央,MHV 的一半长度暴露出来,从背尾侧可以观察到肝门板。

术后 CT

切除了占据尾状叶下腔静脉旁部的肿瘤,从切面上可见 RHV 和 MHV(图 9),切除标本(下一页)上可清晰地看到了两个切口。

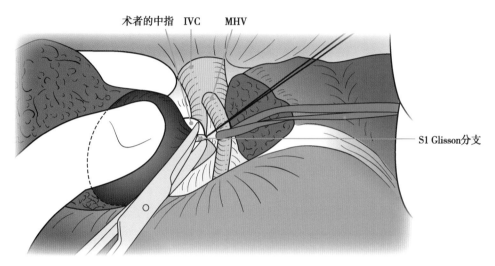

图 8 S1 Glisson 分支的切断

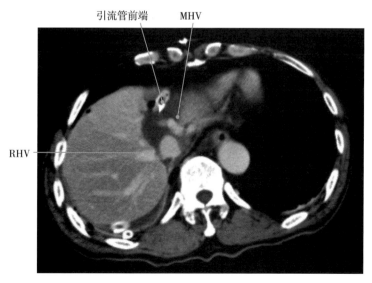

图 9 术后 CT

结　果

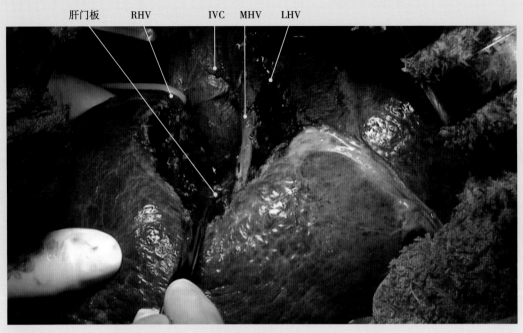

肝门板　RHV　　IVC　MHV　LHV

离断面

出血量	400mL
手术时间	7h 28min
止血时间	1h 16min
并发症	无
术后住院	15 天

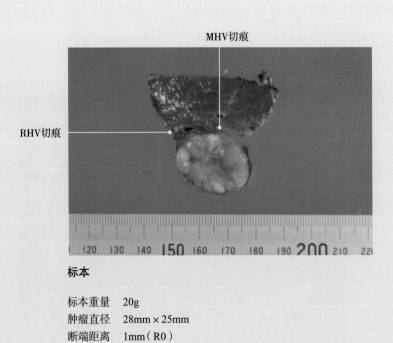

MHV切痕

RHV切痕

标本

标本重量	20g
肿瘤直径	28mm × 25mm
断端距离	1mm（R0）
TNM	T2N0M0
分期	Ⅱ期

（孙志鹏 译，孙健 校）

M. 深化 Makuuchi：切除尾状叶腹侧

针对尾状叶肝癌,开创了尾状叶的腹侧切除(ventral resection)新手术方式。这是基于从幕内术式(1985 年)的切除方式向尾状叶方向深化,这个术式是切除尾状叶肝癌的同时,也一起切除邻近的其他区域 en-bloc 的应用。

对象主要是尾状叶 caval 部(C 部)的肝癌,但是结合肿瘤位置考虑出了 3 种手术方法(切除 S8+S1,S7+S1,S4+S1)。所有的手术方法都需要游离全肝和三支肝静脉的技术。

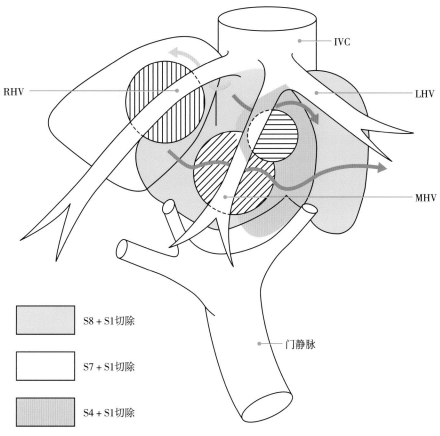

■ **尾状叶切除的 3 种手术方式**
箭头表示不同手术方式深化的方向(矢量)。

1. S8+S1 切除

病　例

72 岁, 男性: 丙型肝炎病例, 定期体检中 CT 发现 HCC。肿瘤位置是在 SI(C 部), 在就近的医院被诊断为不可切除, 于是为了切除肿瘤被介绍到我们科。这个案例的肿瘤位置在尾状叶的 C 部, 分别连接 MHV 和肝门板背面, ICG 为 13%, 可以选择扩大左半肝切除, 但是, 开腹时观察到有肝硬化, 所以选择了适合的 S8+S1 切除。

■血液检查

检查项目	结果
HBsAg/HBcAb	(-)/(+)
胆红素(mg/dL)	0.4
白蛋白(g/dL)	3.9
ICG-R$_{15}$(%)	13
凝血酶原活动度(%)	94
AFP(ng/mL)	3.8
PIVKA(ng/dL)	65

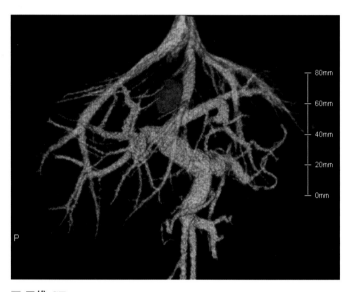

■ 三维 CT

单发肿瘤(30mm)紧贴 MHV 的背面。在第一肝门的头侧。没有肝内转移和堵塞, 分期是 II 期。

步骤　　　　　　　　手术方式参照前页

①和切除 S8 的区域一样, 扩大到尾状叶 caval 部。

②切离线, 右侧: RHV → IVC 右侧边缘。左侧: MHV → Arantius 管; 尾侧: 前区 Glisson → Arantius 管门静脉流入部。

③结扎和切离 G1。

要点

● 非解剖性肝切除, 经常要注意 S1 的标记。

● 关键是无论如何都要止住从 MHV 和 RHV 背面的出血。

手　术

S8 右侧的深化　　　　肝切除的准备是把整个尾状叶从 IVC 剥离,并给 3 支肝静脉缠住胶带。通常在 S8 切除中,扩大(深化)切除线到背部,接近尾状叶 caval 的地方。这个时候,医生的左手指掐入背面成为指引。开放的范围是从 RHV 根部到肝门部上缘。观察 G8 上方的 MHV(图 1)。

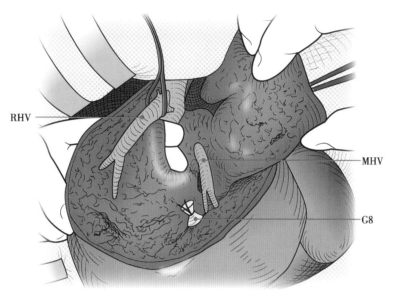

图 1　从 S8 右侧到 S1 的分离

扩大 S1　　　　　延伸到深处的时候,切离线是右侧从 RHV 到右侧边缘,左侧从 MHV 到 Arantius 管,尾侧从前区脊椎到 Arantius 管的门静脉流入部(图 2)。

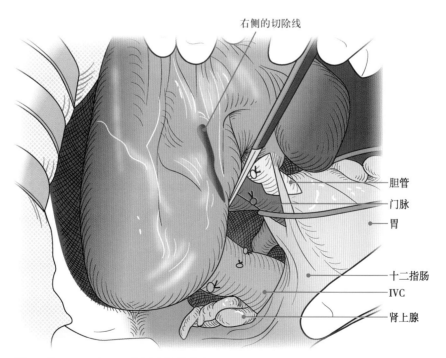

图 2　从 RHV 到 IVC 右侧边缘的分离

Arantius 管结扎切断两次,切离肝离断的左缘 Arantius 管的 IVC 附着部分。通过这个操作能够从腹侧剥离切离 Spiegel 部(图 3)。

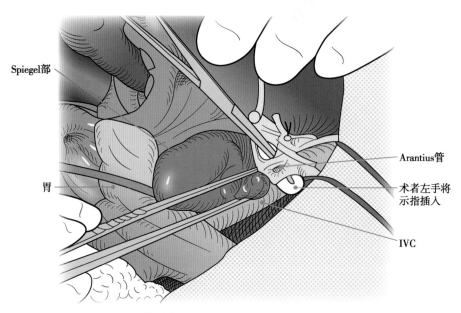

图 3   Arantius 管的离断

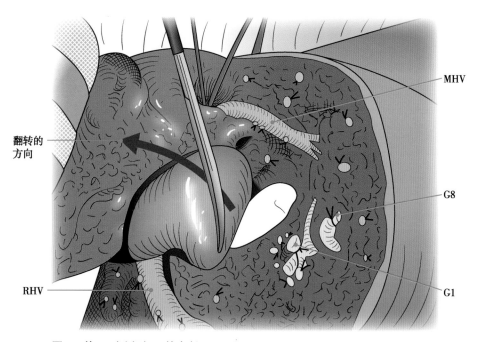

图 4   从 S8 左侧到 S1 的离断

S8 左侧深化

一边用左手指感受肿瘤的存在,一边结扎切断从肝门到上方 G1(本案例总共缝合 5 针)。然后,把 S8 左侧切除线延伸到背侧,先让剥离开的 Spiegel 部往肝离断侧翻过去(图 4 的箭头)。

切开手术到这里,会看到出现的脉管群标注(RHV,MHV,G8v,G8d,G1 caval,G1 Spiegel)和肝门板。CT 上能够确认出现在切开面上的 RHV,MHV,IVC(图 5)。

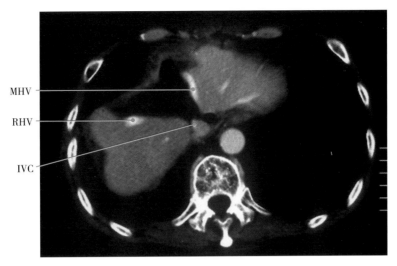

图 5　术后 CT

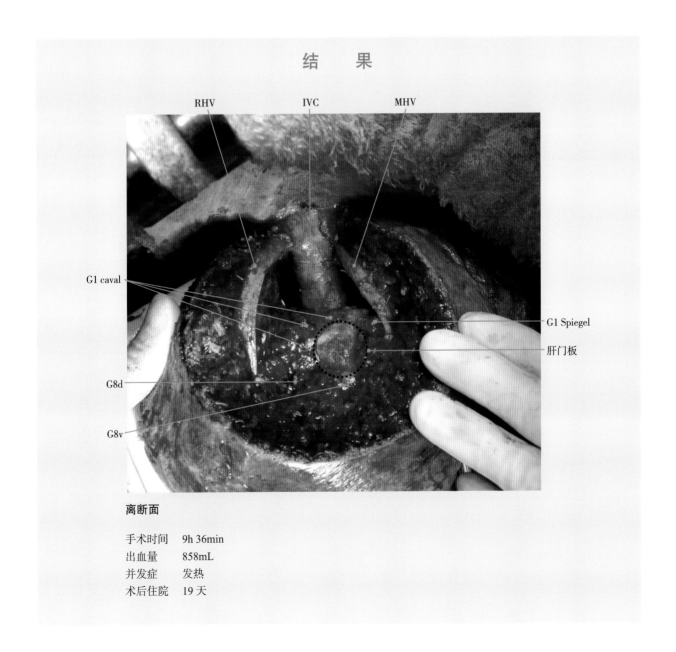

结　　果

离断面

手术时间　9h 36min
出血量　　858mL
并发症　　发热
术后住院　19 天

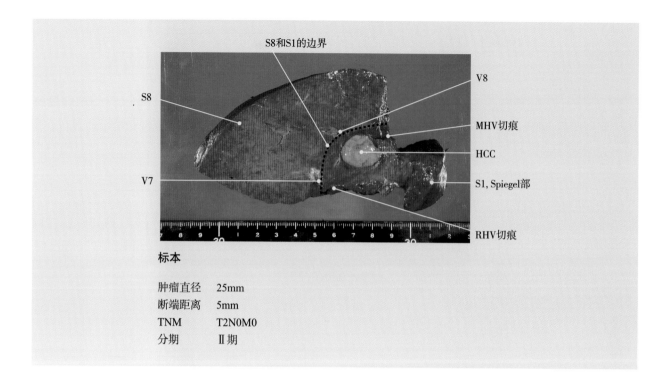

标本

肿瘤直径	25mm
断端距离	5mm
TNM	T2N0M0
分期	Ⅱ期

2. S7+S1 切除

案　　例

62 岁, 男性: 乙型肝炎病例, CT 中发现 HCC 肿瘤标记物异常高。肿瘤区域是 S1 (C 部), 在就近的医院被建议行栓塞治疗, 于是为了切除肿瘤来到我院肿瘤科。本案例的肿瘤在尾状叶 C 部 (头侧端), RHV 背面和门静脉右后支之间的尾状叶 C 部。从肝功能考虑, 可以选择扩大后区域切除的手术方式, 但是采用 S7+S1 切除。

■**血液检查**

检查项目	结果
HBsAg/HBcAb	(+)/(−)
胆红素 (mg/dL)	1.0
白蛋白 (g/dL)	4.4
ICG-R$_{15}$ (%)	11.3
凝血酶原活动度 (%)	94
AFP (ng/mL)	118
PIVKA (ng/dL)	976

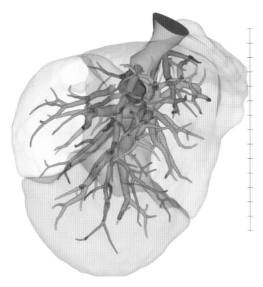

■ **三维 CT**

单发肿瘤 (22mm) 从 RHV 的背面到相同部分到上端, 并连接到门静脉右后支。没有肝内转移和癌栓, 分期是 Ⅱ 期。

步骤

手术方式参照前文。
①用染色法确认 S7, 切除 S7, 处理 G7 和 V7。
②S7 的切割线延长到背侧, 露出 RHV 的右侧壁半周及后壁。
③结扎切离 G1。

要点

● 由于右肝完全的脱转, 要把右后叶握在手中。
● 谨慎地剥离 RHV 内侧肿瘤和处理 G1。

手　　术

S7 切除

用相同染色法确定 S7 (参照第 5 章第 E.2 节), 进行肝离断。沿着往深处找到 iRHV 的话, 认定在头侧为 G7 (图 1), 结扎切断。

扩大到 S1　　　　　引流 S7 的 V7 在与 RHV 汇合的位置上,结扎(缝合)并切断之(图 2)。

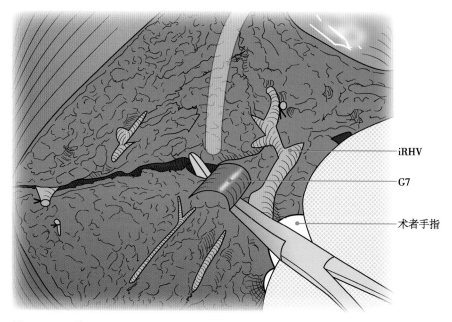

图 1　iRHV 和 G7

注意
　　通常是 6 点至 12 点半圆的 RHV 壁显露,这次是从 3 点开始直到 12 点为止 270° (3/4 周)的 RHV 显露。

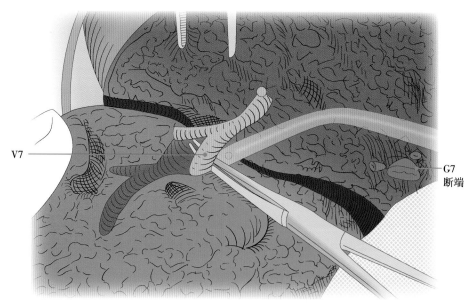

图 2　V7 的切离

向 S7 深化　　　　　通常的 S7 切除切离线深化到背侧,露出 RHV 的后半周到后面(图 3)。

向 S1 扩大　　　　　肿瘤固定在 RHV 中央部位的内侧,谨慎地结扎切离(图 4)。

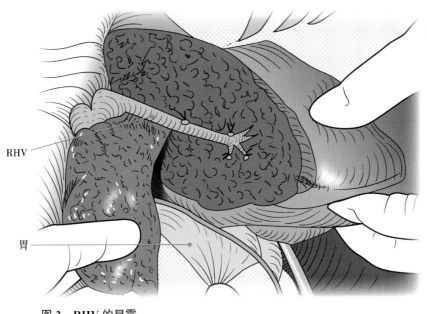

RHV

胃

图 3　RHV 的显露

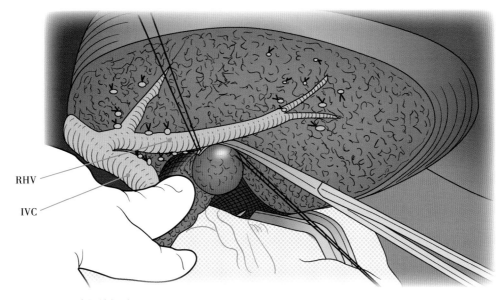

RHV

IVC

图 4　肿物的切除

结　果

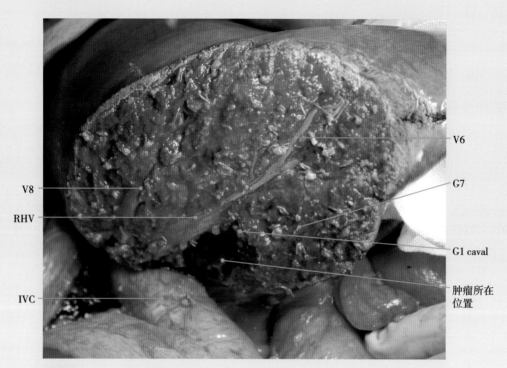

V6

G7

G1 caval

肿瘤所在
位置

V8

RHV

IVC

离断面

出血量	830mL
手术时间	8h 24min
阻断时间	3h 2min
并发症	无
住院时间	13 天

S7

V8

RHV切痕

HCC

标本

标本重量	280g
肿瘤直径	22mm
断端距离	1mm
TNM	T2N0M0
分期	Ⅱ 期

3. S4+S1 切除

案　　例

63 岁，男性：乙型肝炎感染病例，在历年体检诊断中发现了 HCC。肿瘤位置在 S1（C 部），就近医院诊治推荐微波治疗，为了切除肿瘤来到本医院就诊。这个案例的肿瘤在尾状叶 C 部（肝门正上方）S4 的背侧，MHV（背面）和 S4 背面的狭窄空间里的尾状叶 C 部。ICG 虽然是 4.5%，但是开腹时有明显的肝硬化，采用了 S4+S1 切除。

■血液检查

检查项目	结果
HBsAg/HCVAb	（+）/（−）
胆红素（mg/dL）	1.4
白蛋白（g/dL）	4.3
ICG-R$_{15}$（%）	4.5
凝血酶原活动度（%）	99
AFP（ng/dL）	88
PIVKA（ng/dL）	43

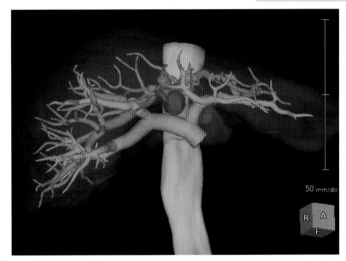

■ 三维 CT

单发肿瘤（17mm），从 RHV 背面往上到头侧，也紧贴 RPV 没有肝内转移和癌栓。分期为 Ⅱ 期。

步骤

手术方式参照前文。
①把 S4 的切除线扩大到背侧。
②露出 MHV（切离 V4，保留 V5 和 V8）
③结扎（缝合）和切离 G1。

要点

- 从肝门部分谨慎小心地处理 G4 和 G1。
- 根据 MHV 内侧肿瘤剥离精准度决定了出血量。

手　　术

向 S4 深化

在镰状韧带左缘处离断肝脏，切离几根 G4 之后 S4 全区域变成缺血区域。S4 切除的切离线深化到背侧（图 1）。还是肝门侧由肝门支切离头侧。

向 S1 扩大

肿瘤固着在 MHV 左侧里面。所以一边切离 V4，一边显露 MHV 的左侧壁（图 2）。

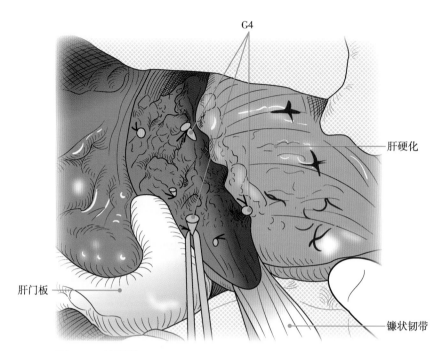

图 1　S4 的离断

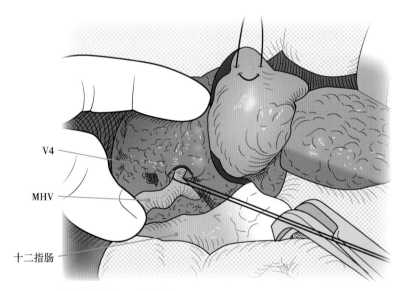

图 2　切离 V4 和显露 MHV

　　一边保留 V5 和 V8，一边在头侧显露 MHV；其次，按手术实施者的指示把在 MHV 腹侧的肿瘤提到头侧，从肝门显现出来的 G1 caval（本案例有两根）结扎切离摘除肿瘤（图 3）。

　　切断面表露出的 MHV，门静脉主干（图 4）。

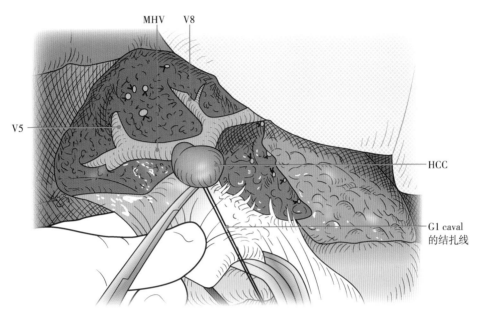

图 3　G1 caval 的离断

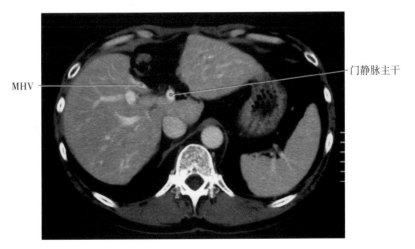

图 4　术后 CT

结　果

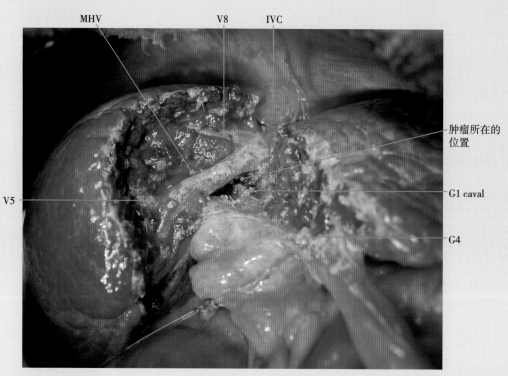

离断面

出血量	560mL
手术时间	7h 22min
阻断时间	2h 23min
并发症	无
住院时间	12 天

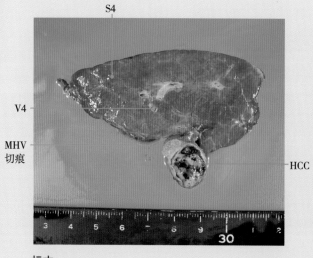

标本

标本重量	70g
肿瘤直径	17mm
断端距离	0mm
TNM	T1N0M0
分期	I 期

N. Takayama 的精髓：尾状叶单独全切除

案　例

71 岁，男性：丙型肝炎感染案例，1 年的病程观察中，CT 发现 HCC，肿瘤位置在 S1，被诊断为不能切除。患者自身听取其他与业人士的建议后来到本科室就诊。本病例的肿瘤在三支肝静脉的背面和下腔静脉的腹侧面，还在肝脏脉管的"死胡同"位置。ICG 占 13%，所以手术前考虑扩大右后叶切除更合适，但开腹时因为腹腔积存了中等程度腹水，所以选择了尾状叶单独全切除（高位背方切除：高山术式）。

■血液检查

检查项目	结果
HBsAg/HCVAb	（－）/（＋）
胆红素（mg/dL）	1.4
白蛋白（g/dL）	4.3
ICG-R$_{15}$（%）	4.5
凝血酶原活动度（%）	99
AFP（ng/mL）	1.6
PIVKA（ng/dL）	14
CEA（ng/dL）	2.9
CA19-9（ng/dL）	30.3

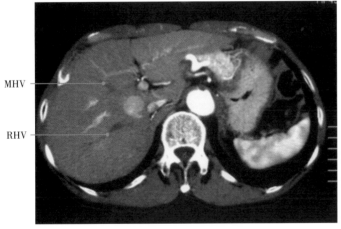

■ CT

确认在 S1 段 IVC 的右端单发肿瘤（26mm），周围被肝静脉包围。从造影部分能判断是 HCC。

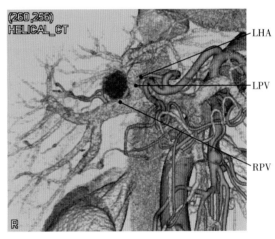

■ 三维 CT

肿瘤在肝门部位，LPV 和 RPV 的合流部头背侧，主要从 LHA 中获取营养。

步骤

①肝门右侧：尾状叶右缘向门静脉后支肝离断。

②RHV 主干：在肝门尾侧确认后壁，向头侧离断。

③肝门周围：切离门静脉右侧和分叉部的尾状叶 Glisson 管道。

④左侧方向：从 RHV 向 MHV 水平方向横穿。

⑤处理 Arantius 管：切离 Arantius 管的 LPV 和 IVC 的固定。

⑥右侧方向：从 LHV 向 MHV 水平方向横穿。

⑦离断完成：三肝静脉的主干全部从背面完全露出。

要点

● 门静脉后支的里面如果能遇到 RHV 末梢的话，就可以进行普通的肝切除。

● 诀窍不是背面的离断，而是如何调整左右倾斜度去做侧面离断。

● 从第一助手的角度来看，MHV 和背面在离 Arantius 裂口仅有 2cm 深度。

手　术

探讨

J 形切口开腹开胸。用超声波观察肿瘤位置和肝门部和三支肝静脉的进展程度。切除胆囊后,完全地游离左右肝叶,分别包扎三肝静脉。

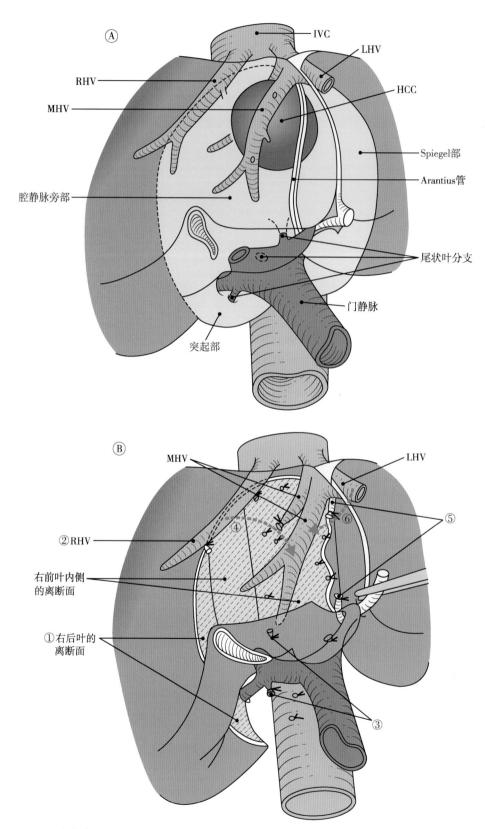

■ 手术方案(A: 切除前。B: 切除步骤和切除后)

术中超声

用矢状切面扫描 MHV 时，HCC 夹在肝门和 IVC 间隙里面（图 1）。

为了鉴定尾状叶的右缘，在 US 下穿刺门静脉右后支（图 2）之后，注入靛胭脂®5mL（counter-staining 法），染色右后叶。染色区域（右后叶）和非染色区域（尾状叶）的染色边界用电刀标记（图 3）。这个边界线相当于尾状叶右缘。

在 US 下穿通 RHV 和 MHV 穿刺显影背面（图 4），确认并标记肝离断中的肝静脉。

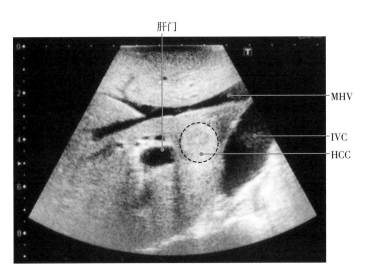

图 1　术中超声（US）

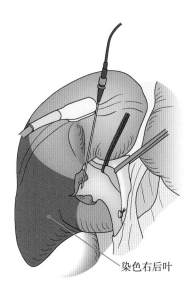

图 2　右后叶染色

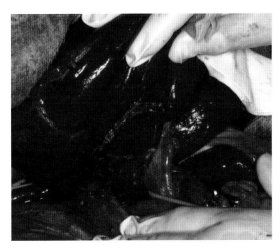

图 3　尾状叶右缘的标记

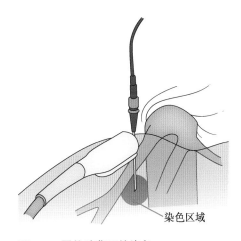

图 4　尾状叶背面的染色

肝门右侧的离断

肝离断从确诊的尾状叶右缘开始（图 5，*），切除侧的厚度为 3cm，目标为右后叶 Glisson 管道根部，离断底部会露出右后叶 Glisson 管道侧壁，这样能够处理从离断标记同一部位分支的 G1（图 5）。在其 2cm 左右的右头侧存在 RHV 后壁（两者间隔以外的狭窄！）。此手术方式的最大要点是识别门静脉后支旁边的 RHV 后壁。能露出 RHV 后壁就可以进行 S1 和 S6、S7 的分离，避免无法确认肝离断的定位。如果剥离 Glisson 管道，会出现数根面向尾状叶突起部 Glisson 管道（G1p），全部结扎切离（图 6）。接着，会形成突起部从右后叶 Glisson 管道游离的状况。

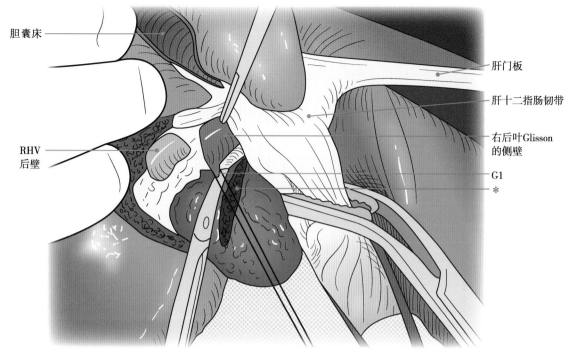

胆囊床

RHV
后壁

肝门板

肝十二指肠韧带

右后叶Glisson
的侧壁

G1

*

图 5   G1 的结扎和离断

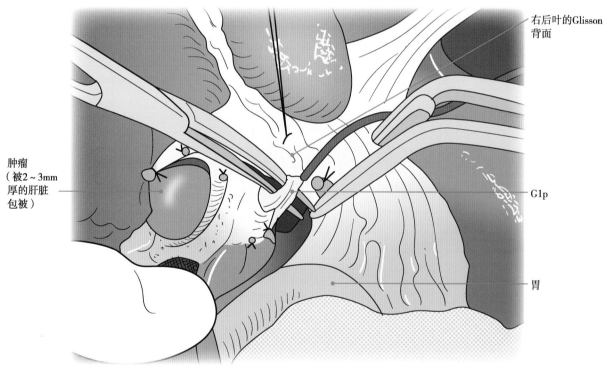

右后叶的Glisson
背面

肿瘤
（被2~3mm
厚的肝脏
包被）

G1p

胃

图 6   G1p 的结扎和离断

RHV 的显露　　　　　　图 7 是在将 RHV 的背面完全露出的同时，向 IVC 谨慎地进行肝离断的地方，诀窍是不要在静脉壁上留下任何肝实质。在本病例中，在该阶段也会露出一小部分 MHV 后壁。

　　图 8 是从 caval 部到 RHV 静脉支结扎切离的位置。如果看到肝静脉大量出血,则暂时阻断 RHV 根部,无创缝合。

　　图 9 是在 caval 部右缘最后面 RHV 背面垂直地立起,露出向 IVC 的流入部（织带）由此形成尾状叶后半完全游离 RHV 和 IVC 的状态。

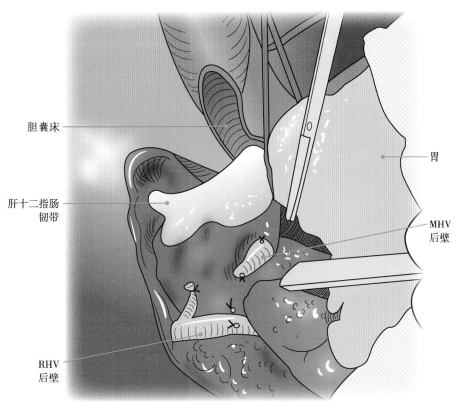

胆囊床

肝十二指肠韧带

RHV后壁

胃

MHV后壁

图 7　RHV 背面的显露

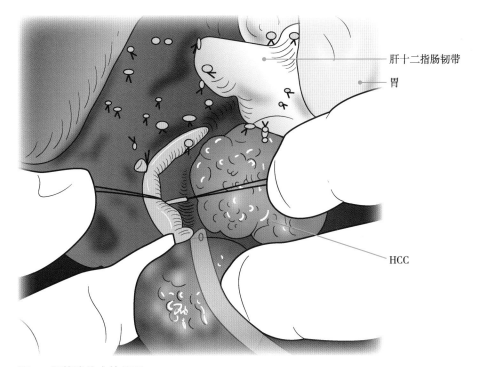

肝十二指肠韧带

胃

HCC

图 8　肝静脉分支的处理

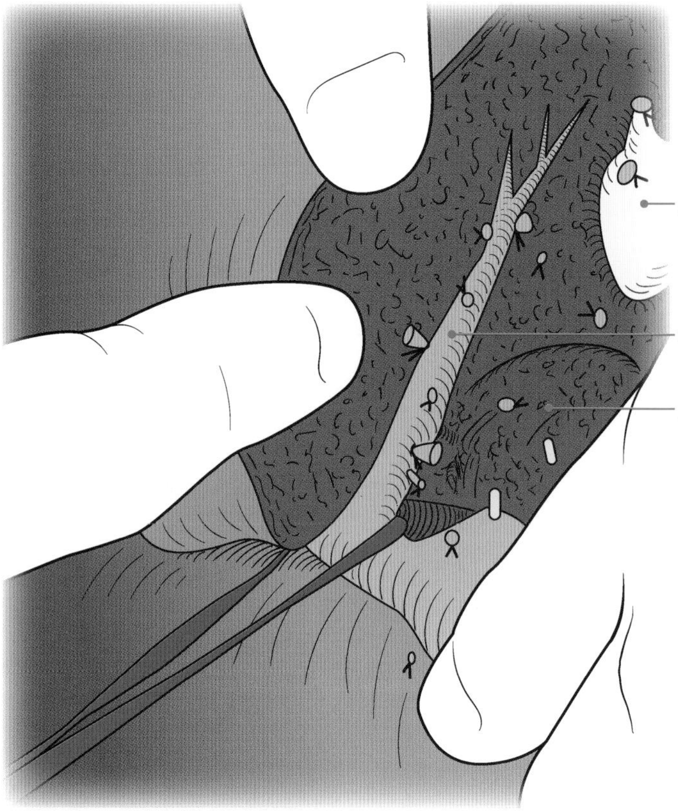

图 9　尾状叶右半的游离

肝十二指肠韧带

RHV

尾状叶的右半

肝门处理

　　一边将游离的突起部牵引过来,一边将从右肝 Glisson 管向正中尾侧的 S1 结扎和切离(图 10)。这是最粗的一根,切断后突起部游离成一段。另外,存在 3~5 根左右从肝门附近出来的 Glisson 管。

　　往肝门左侧,将从肝门板左右分支部向背侧分支的 S1 Glisson 管两道结扎并离断(图 11),这样,手术者在左手手背上能感受一整块尾状叶。然后,转移到肝门左侧,在这里切离 S1 Glisson 管的话,Spiegel 部完全游离到右方。在本例中,把肝门周围第五根 Spiegel 分支切断了。

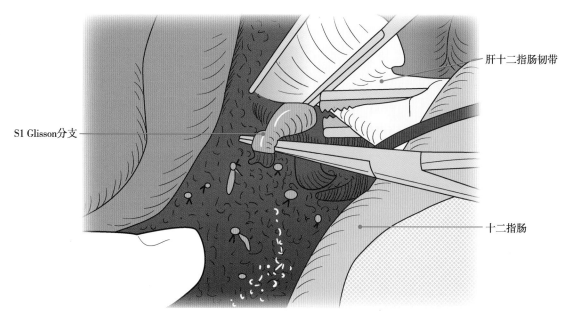

S1 Glisson分支

肝十二指肠韧带

十二指肠

图 10　S1 Glisson 的结扎和切断①

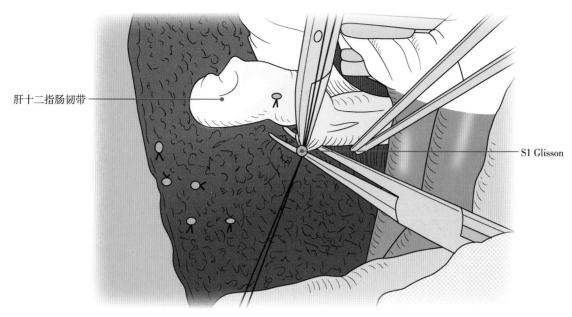

肝十二指肠韧带

S1 Glisson

图 11　**S1 Glisson** 的结扎和切断②

LHV 的显露　将外侧区域向右方脱转,让术者左手指在 Arantius 管正上方贯通,让头尾侧慢慢开口的同时达到 MHV 和 LHV 合流部(**图 12**)。结扎和切离 Arantius 管的门静脉附着部分,Spiegel 部从肝门游离。要求把 Arantius 管头侧肝静脉附着部结扎和切离,Spiegel 部分从肝静脉系完全游离(**图 13**)。结果露出 MHV 的背面的全长 50% 左右。

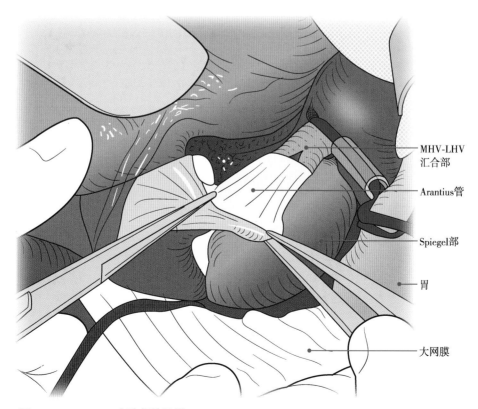

MHV-LHV
汇合部

Arantius管

Spiegel部

胃

大网膜

图 12　**MHV-LHV 合流部的显露**

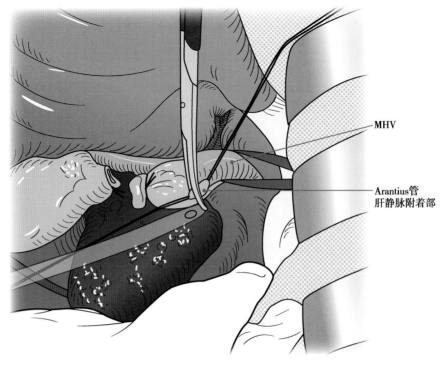

图 13   Arantius 管的切断

在切断 Arantius 管的阶段，术者移动到患者左侧，将手术台设置为第二倾斜位，诀窍是尽量水平地切断肝脏左侧面。沿着 Arantius 管撑大从穿通口大约 2cm 深度有 MHV（图 14）。到达前面标记的染色区域里的 MHV 内侧，切断从左方流入的 V4（本例中为 3 支），同时使其背面完全露出。

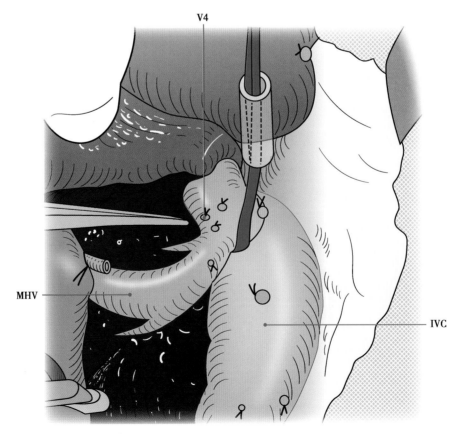

图 14   MHV 的显露

注意

我当时身为国立癌症中心主任医师,既年轻又有野心,经常设计新的手术方案,在 30 多岁就首次在全世界提出了可以将肝尾状叶肿瘤单独全切除的手术方式,契机竟然是"歪打正着"。有一次我去母校日本大学板桥医院进行肝癌手术指导,主刀了"尾状叶肝癌,3cm ICG,25%"的手术。临近手术前该病例诊断为"位于尾状叶(突起部)的肿瘤"(实际上是误诊)。手术过程中同样确定是尾状叶右缘的肝断离达到 RHV,但是,为什么没有接近肿瘤(更深部、头侧和右侧的下腔静脉部!)我觉得很奇怪,这是没有先例的。离断面出现了肝静脉的背侧面(是 MHV,但那时并不知道象征是单独全面切除尾状叶)。然后,把肿瘤头侧 MHV,LHV 的背侧面剥离,最后,第一次发现到达 Arantius 管,就可以整块(en-bloc)切除掉肿瘤。1 年后,在国立癌症中心遇到了类似的病例,在术前精心准备,将该手术更加精密地再现并录像收录。马上执笔写了相关论文投稿刊登在 *J Am Coll Surg* 杂志,如愿成为了新式手术的发明者。因为外科是科学,不可能开发 100% 的新式手术。但只要能在前人的手术技术上加入一点独创的想法,这样就足够主张有限地考虑科学了。

结　　果

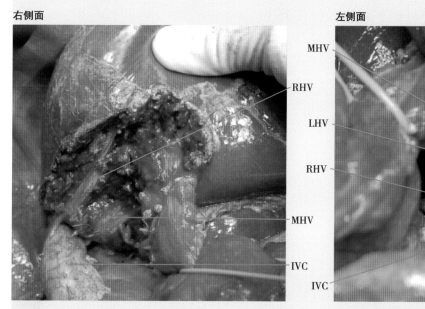

右侧面

左侧面

离断面

出血量　　190mL
手术时间　6h 53min
阻断时间　1h 24min
并发症　　无
住院时间　10 天

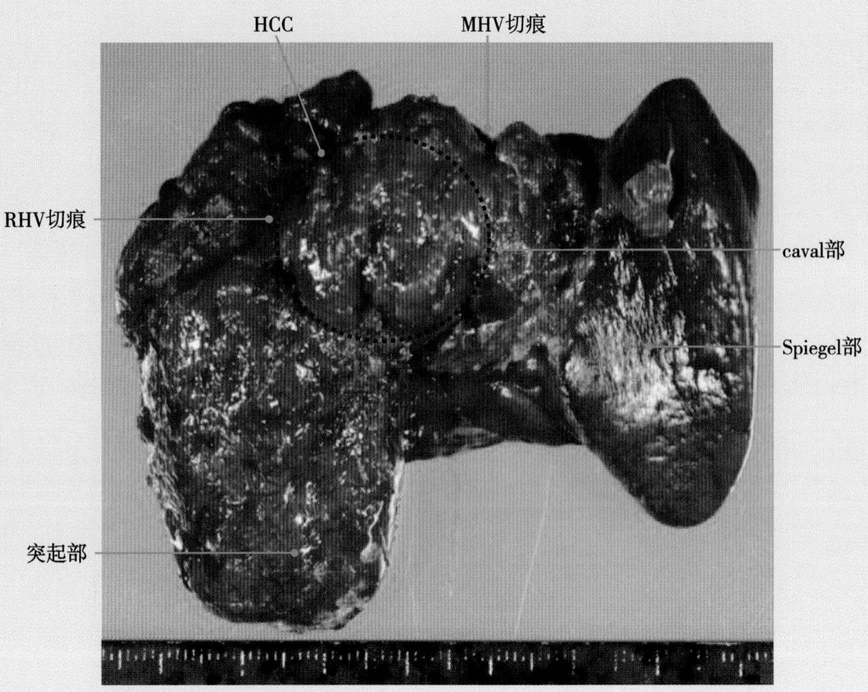

标本

标本重量	50g 肿瘤
直径	22mm × 18mm
断端距离	3mm
TNM	T2N0M0
分期	Ⅱ 期

（戈佳云 译, 李慧锴 校）

第 **6** 章

肝移植的 ABC

A. 尾状叶静脉重建：活体左肝移植

病　例

54 岁，女性：因肝功能损伤及疲惫感就诊，经详细检查后发现抗线粒体 M2 抗体阳性，肝脏活检诊断为原发性胆汁性胆管炎（PBC）。虽然随即开始口服熊去氧胆酸治疗，但因尿路感染伴急性肾功不全，导致肝功能恶化及黄疸。符合肝移植适应证（MELD 评分 16 分）。日本大学消化道外科收治，活体供体为患者的次子。

■血液检查、MELD

检查评价项目	结果
HBsAg/HCVAb	（－）/（－）
胆红素（mg/dL）	4.0
白蛋白（g/dL）	3.1
GOT（IU/mL）	81
GPT（IU/mL）	35
PT（%）	100
Child-Pugh	10 分
MELD* 评分	16 分
肝移植研究会预测生存时间	18.8 个月

*终末期肝病模型。

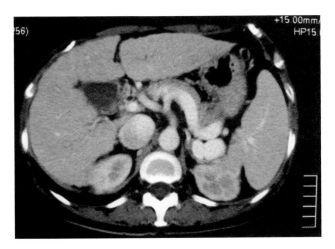

■ **CT**

肝脏略肿大，被膜明显凹凸不平，脾大、脾门处侧支血流丰富，无肿瘤及腹腔积液。

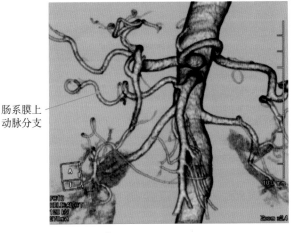

肠系膜上动脉分支

■ **三维 CT①**

肝右后叶动脉起自肠系膜上动脉分支

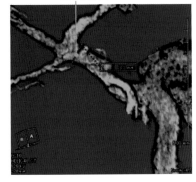

吻合预定部

■ **三维 CT②**

受体门静脉吻合预定部为 8.3mm

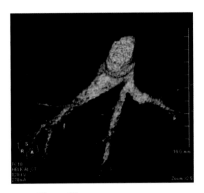

■ **三维 CT③**

3 条肝静脉分支形态无异常

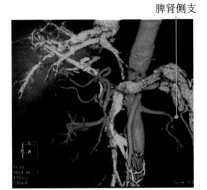

脾肾侧支

■ **三维 CT④**

脾肾侧支发达

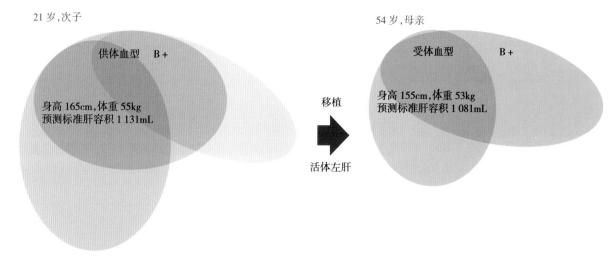

21 岁,次子　供体血型　B+　身高 165cm,体重 55kg　预测标准肝容积 1 131mL

移植
活体左肝

54 岁,母亲　受体血型　B+　身高 155cm,体重 53kg　预测标准肝容积 1 081mL

肝移植物	供体		受体
	肝移植物重量	肝移植物比例	肝移植物比例
肝左叶 + 尾状叶	445mL	42.3%	41.2%*
肝右叶	607mL	57.7%	56.2%*
全肝	1 053mL	100%	
SLV（标准肝容积）	1 131mL		1 081mL

■ 移植物尺寸匹配

*受体 SLV 比。

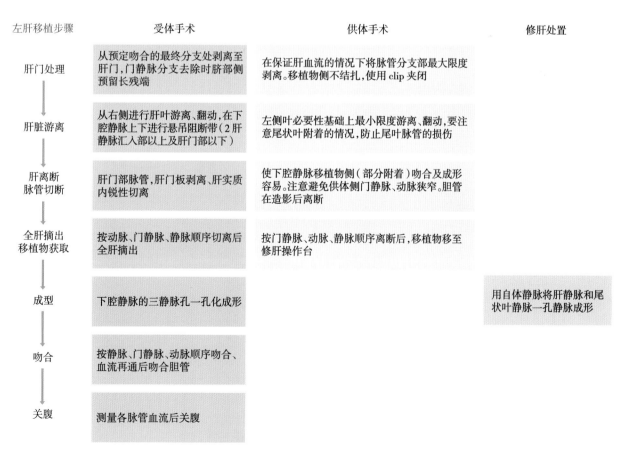

左肝移植步骤	受体手术	供体手术	修肝处置
肝门处理	从预定吻合的最终分支处剥离至肝门,门静脉分支去除时脐部侧预留长残端	在保证肝血流的情况下将脉管分支部最大限度剥离。移植物侧不结扎,使用 clip 夹闭	
肝脏游离	从右侧进行肝叶游离、翻动,在下腔静脉上下进行悬吊阻断带(2 肝静脉汇入部以上及肝门部以下)	左侧叶必要性基础上最小限度游离、翻动,要注意尾状叶附着的情况,防止肝叶脉管的损伤	
肝离断脉管切断	肝门部脉管,肝门板剥离、肝实质内锐性切断	使下腔静脉移植物侧(部分附着)吻合及成形容易。注意避免供体侧门静脉、动脉狭窄。胆管在造影后离断	
全肝摘出移植物获取	按动脉、门静脉、静脉顺序切离后全肝摘出	按门静脉、动脉、静脉顺序离断后,移植物移至修肝操作台	
成型	下腔静脉的三静脉孔一孔化成形		用自体静脉将肝静脉和尾状叶静脉一孔静脉成形
吻合	按静脉、门静脉、动脉顺序吻合、血流再通后吻合胆管		
关腹	测量各脉管血流后关腹		

■ 移植组的任务及流程

供 体 手 术

肝门处理

　　健康供体的操作应全部保护性进行。逆 T 字开口开腹。肝门处按①胆总管、②左肝动脉、③中肝动脉、④右肝动脉、⑤门静脉左支、⑥门静脉右支的顺序分离,远端悬吊阻断带(图 1)。

左肝游离、翻动

　　左侧下腔静脉韧带切离, Spiegel 部于腹侧进行游离,结扎切离肝短静脉,于下腔静脉头侧剥离(图 2)。

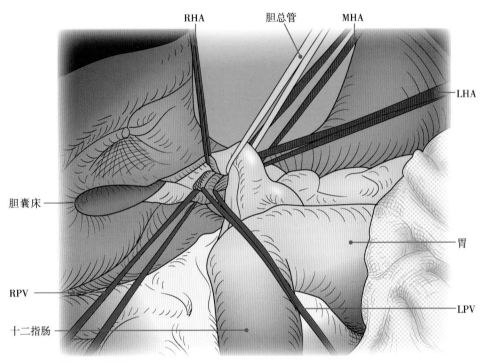

图 1　肝门处理

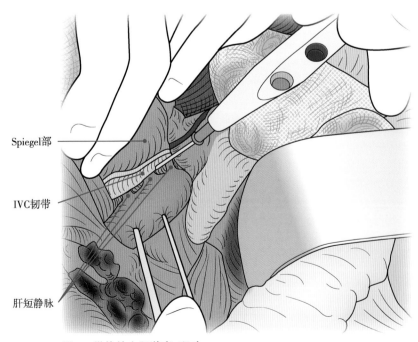

图 2　供体的左肝游离、翻动

Hanging　　　　左肝静脉、中肝静脉周围剥离后,对着中肝静脉右缘将钳子从尾侧穿过至头侧,再将血管带从尾侧拉出。左肝的流入血阻断,用 Cantlie 线标记(图3)。

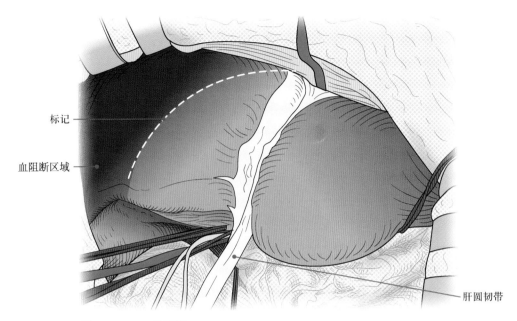

图 3　**Cantlie 线标记**

肝离断　　　　在中肝静脉的右缘处,主干不露出的情况下,将肝实质轻柔离断。中途切离 V5(图4)。慎之又慎保证 100% 安全的肝离断是这个手术的绝对要求。用血管带提拉起 S1 的中央(caval 部),谨慎向背侧离断,特别是在肝门附近的区域存在肝静脉支(V1)因脆弱易出血,须认真仔细双重结扎(图5)。

最后,肝实质完全离断,露出下腔静脉。

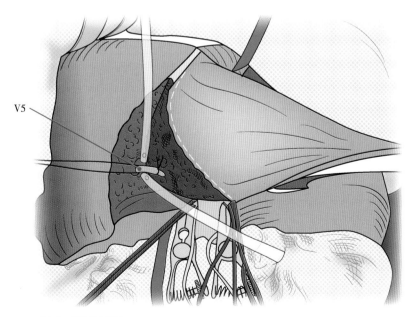

图 4　**V5 的离断**

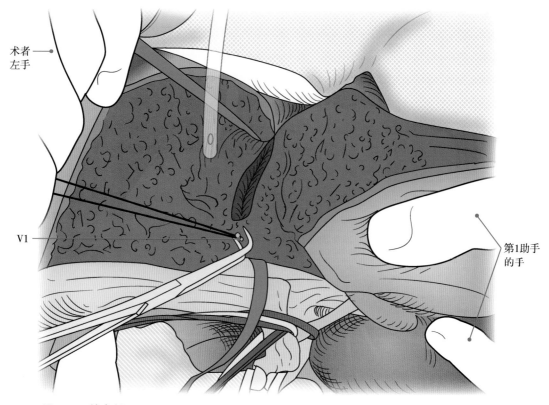

术者
左手

V1

第1助手
的手

图 5　S1 的离断

肝摘出①

肝左动脉二重结扎上端切离（图 6）。为了不影响供体侧,残留血管留存稍长。

结扎、离断 Spiegel 部的门静脉支（P1）（图 7）。尽可能长地保留肝左静脉。供体侧连续缝合闭锁,向移植物内插入灌流管。

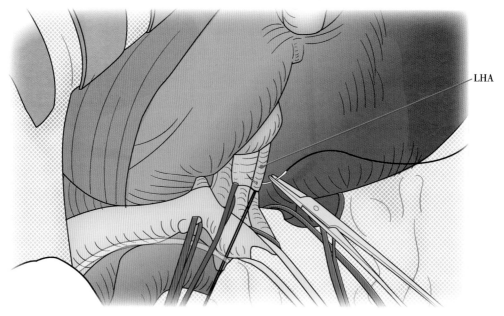

LHA

图 6　肝左动脉的切离

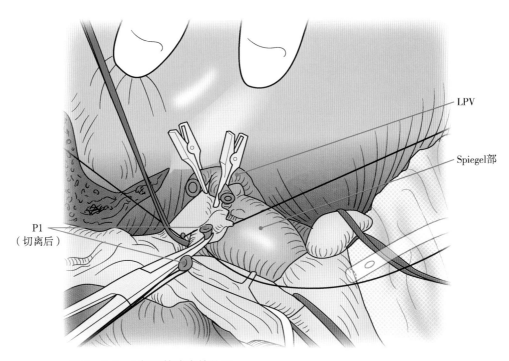

图 7　**Spiegel** 部门静脉支的处理

肝摘出②　　　　　　　肝左静脉离断，两端悬挂于支持系统，下腔静脉壁与肝移植物附着部分切离（图 8）。

Spiegel 部最粗静脉支（V1）离断，下腔静脉壁充分修复，以备之后的重建（图 9）。

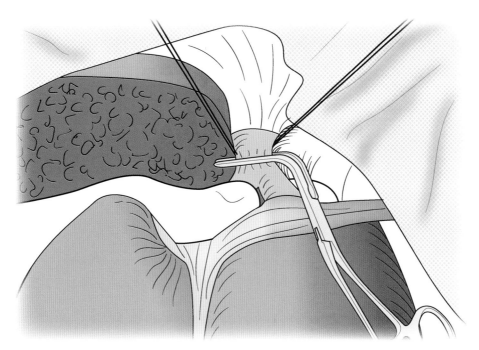

图 8　肝左静脉的离断

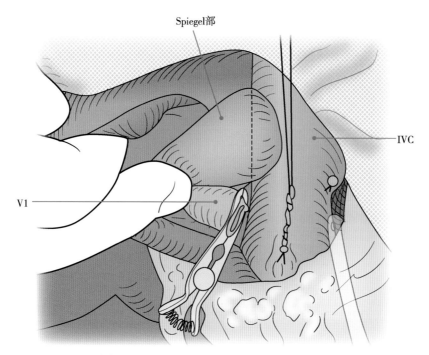

图 9　V1 的离断

移植肝处理　　　　　　Spiegel 部的静脉管径 5mm 以上的情况,作为移植物时要另外再建(图 10)。本例肝左动脉、肝中动脉是这种情况,因此再建肝左动脉。左肝摘出后浸入生理盐水进行修剪,肝左静脉和肝脐裂静脉存在共通口,作为一孔处取出(图 11)。

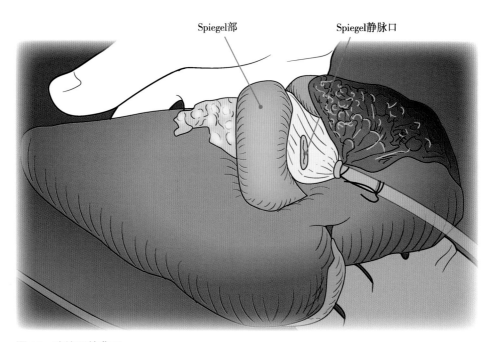

图 10　移植肝的背面

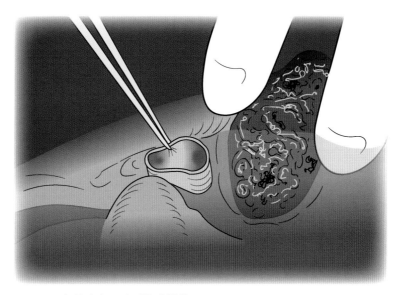

图 11　肝左静脉和肝脐裂静脉的共通口

移植物制作　　　　采取自体脐静脉作为自体移植物再利用（图 12）。图标利用脐静脉制作移植物。

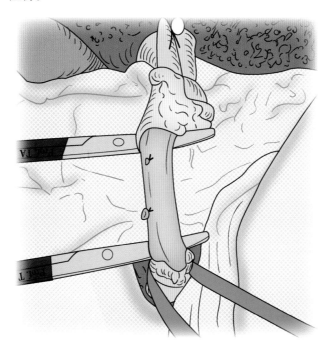

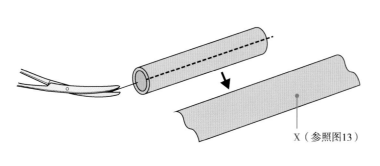

X（参照图13）

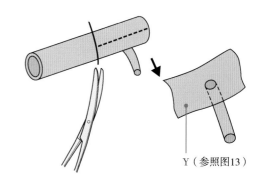

Y（参照图13）

图 12　采取自体脐静脉作为自体移植物再利用

尾状叶静脉再建　　　　脐静脉血管层肝静脉口头侧半周缝合,尾侧半周处缝合,然后管状支与尾状叶静脉端端吻合(图 **13**,下图肝静脉口自上向下观)。

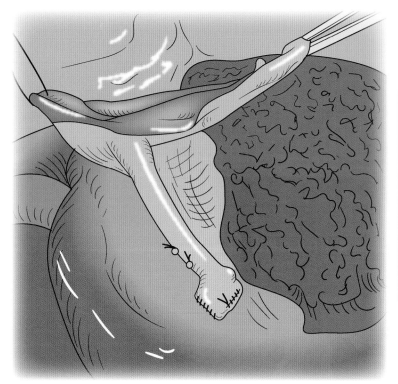

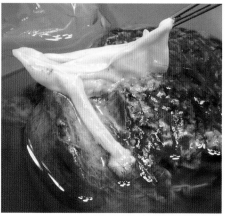

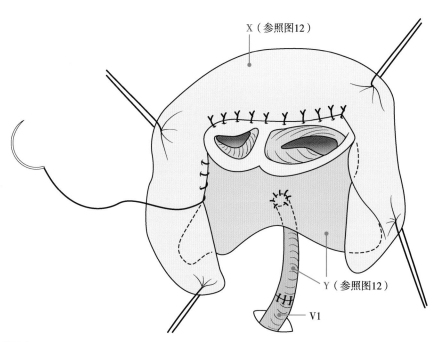

X(参照图12)

Y(参照图12)

V1

图 13　尾状叶静脉再建

肝静脉成形　　　　　　　　最后血管层（图 14a）与血管层（图 14b）缝合，可得到大口径（45mm）的吻合口。

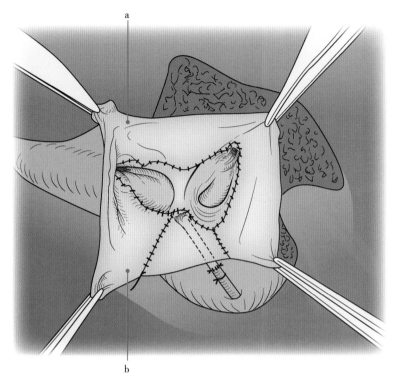
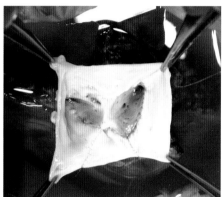

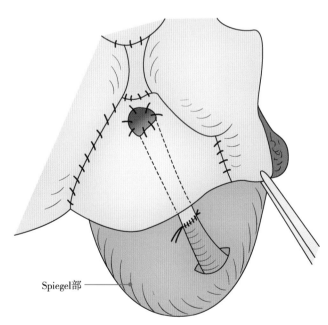

图 14　肝静脉吻合口的成形

受 体 手 术

肝门处理　确保受体的脉管至肝门流入部全长可及。肝左动脉、肝中动脉离断,供体侧夹闭(图 15)。

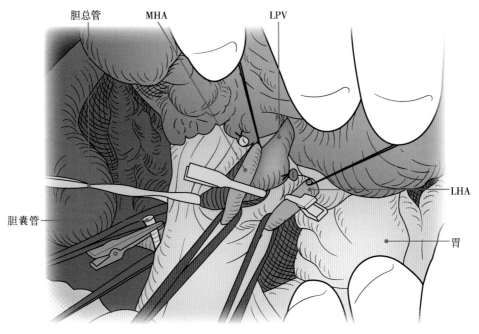

图 15　肝门处理

门静脉伸长　肝右动脉离断后,胆管向右方、肝左门静脉向左方牵引(图 16)。分别结扎、离断自肝左静脉脐部发出的 P2、P3、P4,门静脉即可以伸长。

门静脉和肝动脉吻合　受体肝左门静脉和左肝移植物门静脉端端连续吻合(图 17)。然后肝动脉同法进行端端吻合。

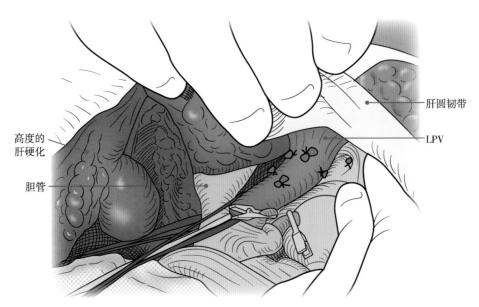

图 16　牵引胆管

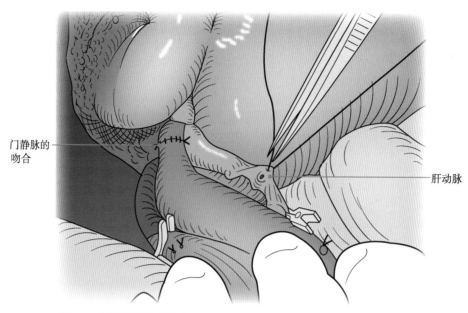

图 17　门静脉和肝动脉吻合

肝静脉成形　　　　　　　　肝右静脉与肝左静脉、肝中静脉的共干分别用血管钳钳夹（图 18）。3 条肝静脉于大体一致水平切开（附图），制作成一个大吻合口（50mm）（图 19）。

肝静脉吻合　　　　　　　　受体肝静脉与移植物肝静脉端端连续吻合（图 20）。流出道做球状膨出形，作为对应未来可能出现的移植物增大的流出口。

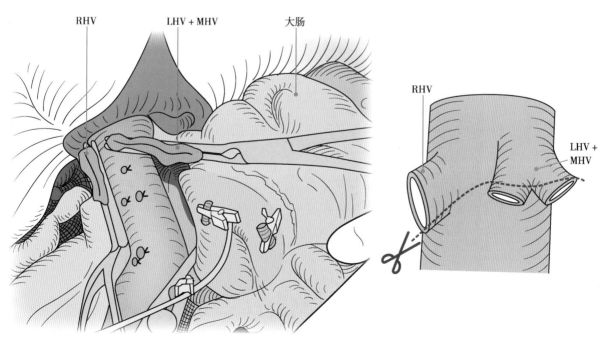

图 18　肝静脉成形

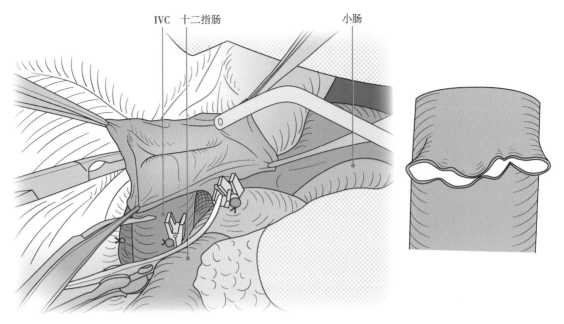

图 19　3 条肝静脉形成一个大吻合口

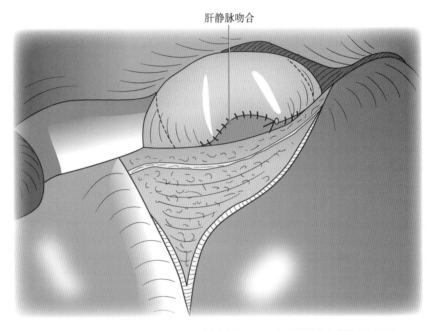

图 20　肝静脉吻合后的球状流出道

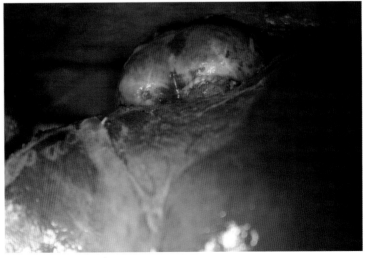

胆道再建　自受体胆囊管插入导管,进行胆汁泄漏试验(图 21)。自右胆管向左胆管插入胆管导管,作为受体胆管与移植物胆管的外引流。

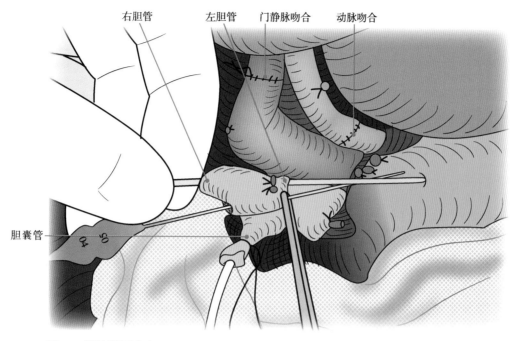

右胆管　　左胆管　门静脉吻合　动脉吻合

胆囊管

图 21　胆汁泄漏试验

肝静脉再建的心得

　　活体肝移植开始初期,有些致命的流出道阻塞的病例的经验。我们团队特别整理了肝静脉再建相关的错误经验。结果显示,吻合处供体肝静脉可及处一支化处理,吻合口扩大的术式设计,解决了这个问题。

　　日本大学消化道外科的肝移植例数并不多(25 例,2004—2014 年),截至 2021 年,全部病例均存活。

1) Takayama T, Makuuchi M, Kubota K, et al: Living-related transplantation of left liver plus caudate lobe. J Am Coll Surg **190**: 635-638, 2000
2) Sugawara Y, Makuuchi M, Takayama T, et al: Small-for-size grafts in living-related liver transplantation. J Am Coll Surg **192**: 510-513, 2001
3) Yamazaki S, Takayama T, Inoue K, et al: Interposition of autologous portal vein graft in left liver transplantation. Liver Transpl **11**: 1615-1616, 2005

（麻勇　译,张平　校）

B. 大口病例: 活体右肝移植

病 例

50 岁, 女性: 被诊断为 C 型慢性肝炎, 进行干扰素治疗, 没有得到 SVR, 被诊断为失代偿性肝硬化。之后虽然进行了熊去氧胆酸等治疗, 但 3 年后由于慢性肝功能恶化和浮肿的出现, 符合了肝移植适应症 (MELD 16 分)。

■血液检查、MELD

检查和评估项目	结果
HBsAg/HCVAb	(−)/(+)
胆红素 (mg/dL)	1.6
白蛋白 (g/dL)	2.5
GOT (IU/mL)	61
GPT (IU/mL)	54
PT%	34
Child-Pugh	9 分
MELD* 评分	15 分
肝移植研究会预测生存期	8.5 个月

*终末期肝病模型。

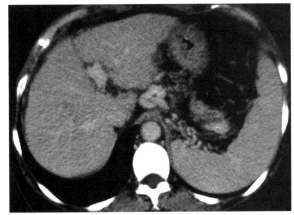

■ CT①
肝表面凹凸不整, 萎缩, 878.5mL (是标准肝体积的 75.4%), 脾肿大, 腹水。

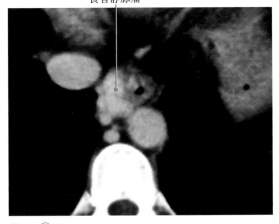

食管静脉瘤

■ CT②
食管静脉曲张明显, 脾肾分流, 门静脉血栓阴性。

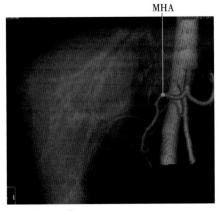

MHA

■ 三维 CT①
MHA 发源于肠系膜上动脉。

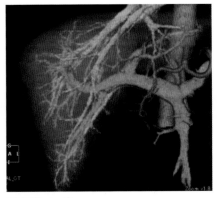

■ 三维 CT②
门静脉分支未见异常。

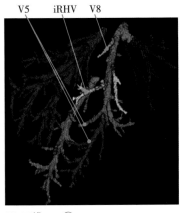

V5   iRHV   V8

■ 三维 CT③
肝静脉系统中存在 1 根发达的 iRHV 和 V8, 2 根 V5, 需要分别重建 (使用同种冷冻血管的右肝移植)。

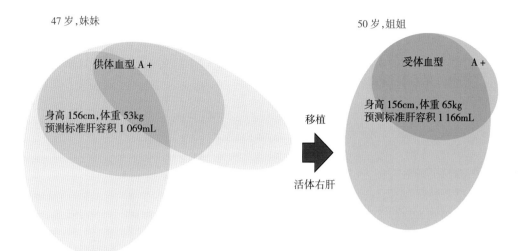

47岁,妹妹　　　　　　　　　　　　　　　　50岁,姐姐

供体血型 A +　　　　　　　　　　受体血型　　A +

身高 156cm,体重 53kg　　　　　　　身高 156cm,体重 65kg
预测标准肝容积 1 069mL　　　　　　预测标准肝容积 1 166mL

移植

活体右肝

肝移植	供体		受体
	肝体积	肝体积比例	肝体积比例
左肝 + 尾状叶	297mL	30.5%	42.0%[*]
右肝	676mL	69.5%	58.0%[*]
全肝	973mL	100%	
SLV	1 069mL		1 166mL

■ 移植物匹配

[*] 受体 SLV 比。

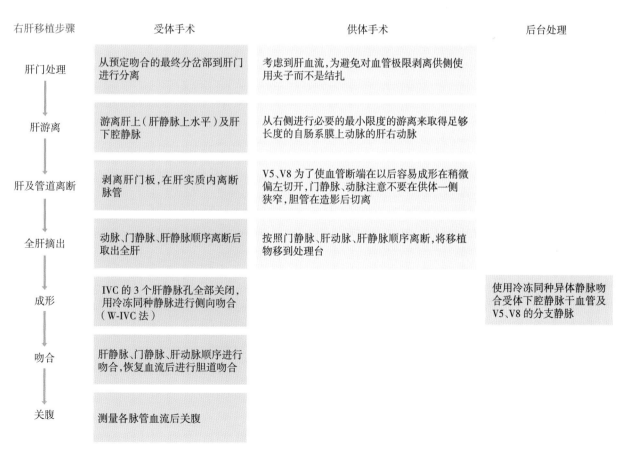

右肝移植步骤	受体手术	供体手术	后台处理
肝门处理	从预定吻合的最终分岔部到肝门进行分离	考虑到肝血流,为避免对血管极限剥离供侧使用夹子而不是结扎	
肝游离	游离肝上(肝静脉上水平)及肝下腔静脉	从右侧进行必要的最小限度的游离来取得足够长度的自肠系膜上动脉的肝右动脉	
肝及管道离断	剥离肝门板,在肝实质内离断脉管	V5、V8 为了使血管断端在以后容易成形在稍微偏左切开,门静脉、动脉注意不要在供体一侧狭窄,胆管在造影后切离	
全肝摘出	动脉、门静脉、肝静脉顺序离断后取出全肝	按照门静脉、肝动脉、肝静脉顺序离断,将移植物移到处理台	
成形	IVC 的 3 个肝静脉孔全部关闭,用冷冻同种静脉进行侧向吻合(W-IVC 法)		使用冷冻同种异体静脉吻合受体下腔静脉干血管及 V5、V8 的分支静脉
吻合	肝静脉、门静脉、肝动脉顺序进行吻合,恢复血流后进行胆道吻合		
关腹	测量各脉管血流后关腹		

■ 移植组的任务及流程

供 体 手 术

肝门处理

供体 J 字形切口开腹,开胸,肝脏快速病理脂肪化 < 5%,B 超确认 V5、V8 iRHV、mRHV,再次进行手术规划。

切除胆囊,依次处理肝门部①、胆总管②、RHA③和 RPV(图 1)。仔细结扎离断尾叶门静脉分支。阻断 RHA 和 RPV。

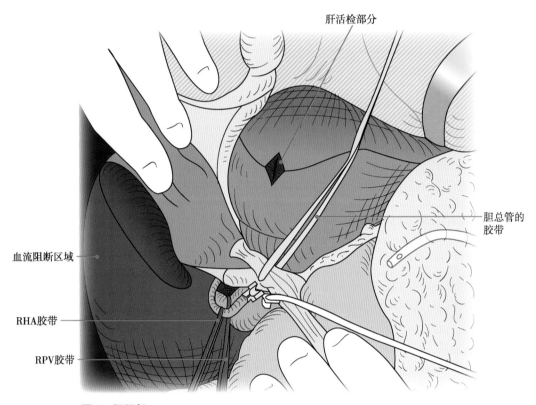

图 1　肝门部

肝离断①

通常用 Pringle 法阻断入肝血流,使用高山钳子离断肝实质,两侧脉管结扎离断。离断 MHV 的 V5 分支(本例 2 支,图 2)。与通常右肝切除不同,不分离 V5,也不显露 MHV 主干。肝实质的离断从 MHV 主干向深部及肝门板进行(HangingManeuver),将 V5(2 支)、V8(1 支)在预定处离断(图 3),右侧夹闭,左侧结扎。

肝离断②

离断到肝门板时,一边牵引胶带一边离断肝尾状叶(腔静脉旁部),将肝实质一分为二(图 4),此时进行胆道造影,决定胆管的离断部位。在临时阻断的基础上再次造影,确保供体侧胆管不出现狭窄。

肝摘出①

造影后,确定胆管右前支及右后支的分支形态(图 5),在确认为正常胆管的情况下仔细切开离断。

肝摘出②

右肝摘出时,在 RPV 正中标记,并用血管钳夹住移植侧(图 6),供体侧连续缝合(6-0Prolene)关闭。

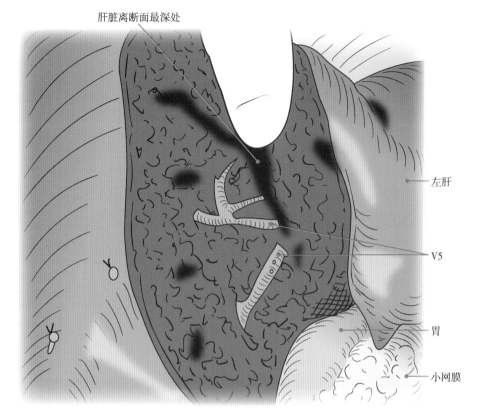

肝脏离断面最深处

左肝

V5

胃

小网膜

图 2　显露 V5

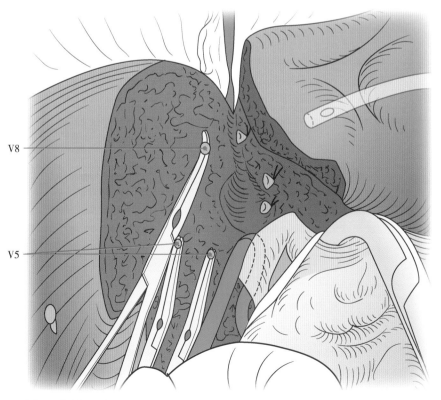

V8

V5

图 3　离断 V5 和 V8

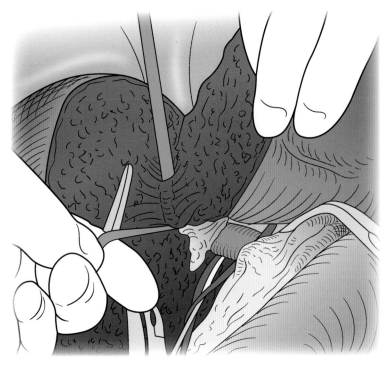

图 4　肝离断

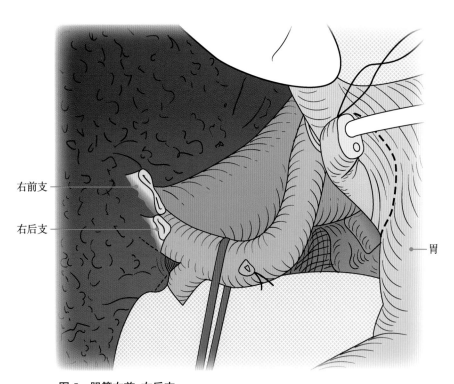

右前支

右后支

胃

图 5　胆管右前、右后支

肝离断面

分别离断 RHV、iRHV，摘出移植右肝，连续缝合断端。移除右肝后，RHV 和 iRHV 缝合处（图 7）。确认止血后，留置胸腔引流管、右膈下引流管，关腹。

移植肝处理

将切除的移植右肝放在工作台，门静脉插管（16Fr）（图 8a）乳酸钠林格（2 000mL，压力 100cmHg）灌注，从肝右静脉（b）和右后下静脉（c）流出，清洗肝内血液。也清洗肝右动脉及胆管。在此基础上，用 UW 液灌注（1 000mL）。

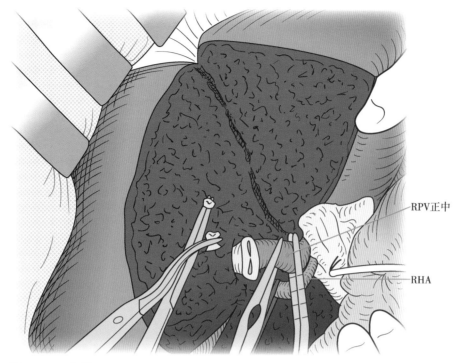

RPV正中

RHA

图 6　RPV 离断

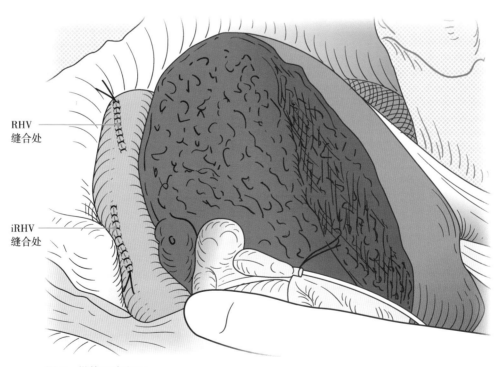

RHV
缝合处

iRHV
缝合处

图 7　供体肝离断面

血管制作　　　　　　　　将 3 片活体右肝移植的同源移植体（图 9A 和图 10A：肾下腔静脉、下腔静脉
分支，右股静脉）解冻，成形为同种异体血管（图 9B 和图 10B），将受体的肝右静
脉（图 10B-a），右后下静脉 2 根（b），V8（c），V5（d）进行吻合。

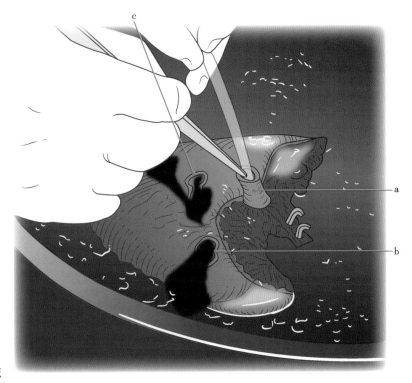

图 8　门静脉灌流

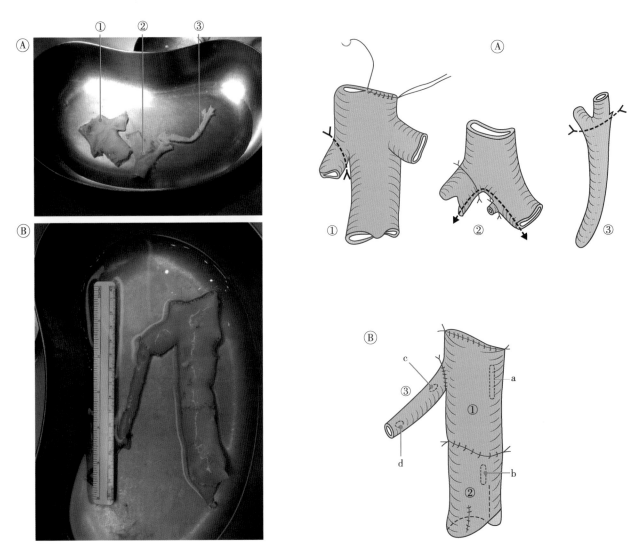

图 9　同源移植体形成前后   图 10　肝静脉的血管制作

血管吻合　　　　　　　　　将成形的血管移植物（b）与移植右肝的 RHV（图 11a）进行端侧吻合，然后
　　　　　　　　　　　　与 V8 进行端侧吻合（图 12a），再与 V5 进行端侧吻合（b）。

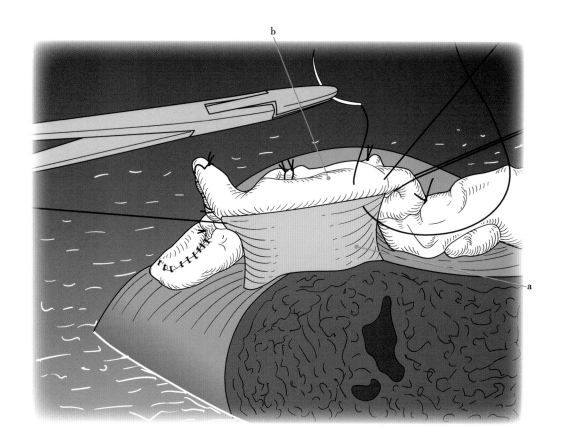

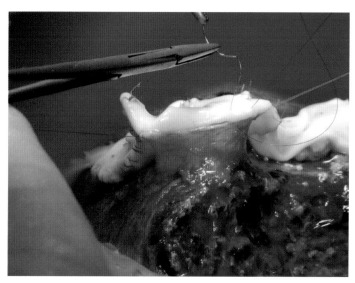

图 11　RHV 端侧吻合

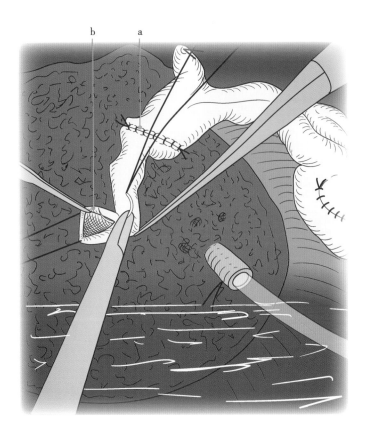

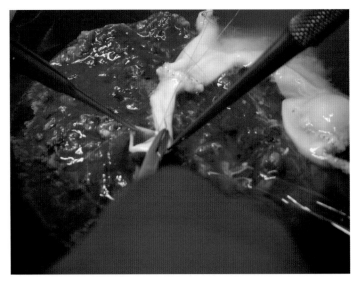

图 12 尾侧 V5 端侧吻合

受 体 手 术

开腹   本例为 C 型肝硬化,肝萎缩,肝表面大小不一的结节(图 13)开腹时,吸出
1 000mL 腹水。

肝门处理   胆总管绕带(图 14),将门静脉分离到 P2 水平。

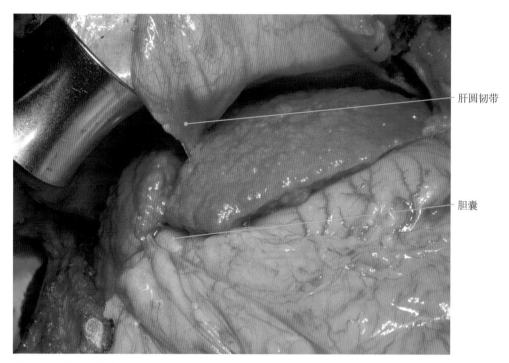

肝圆韧带

胆囊

图 13　开腹时受体肝脏

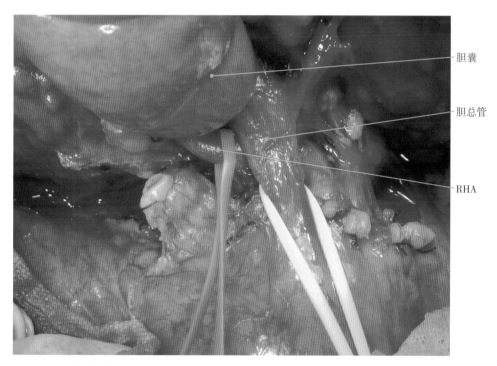

胆囊

胆总管

RHA

图 14　肝门部脉管

肝全摘　　　　　　　　　　在肝右动脉前后分支处离断肝右动脉。离断门静脉。RHV 及 mRHV 在根部离断，摘出全肝（图 15）。肝静脉断端用 3-0Ti-Cron 连续缝合关闭。下腔静脉全周剥离，上下绕带。

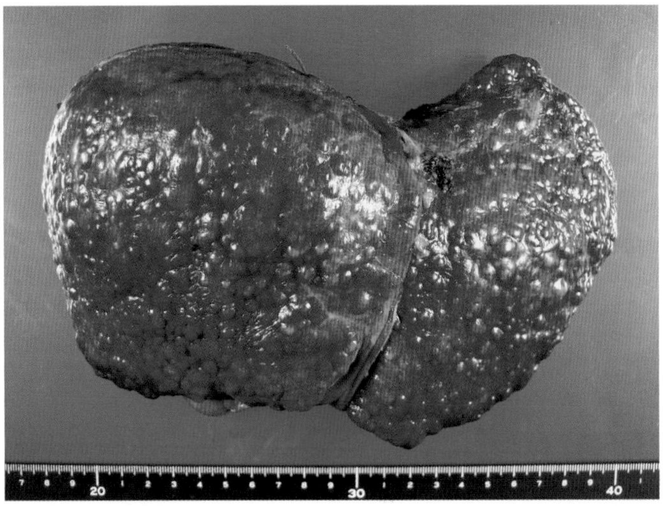

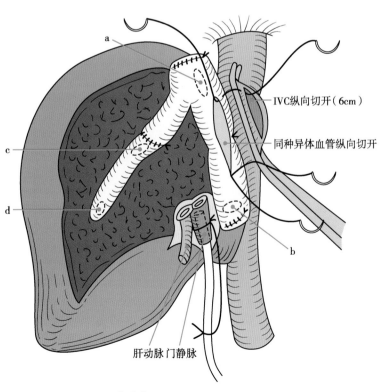

图 15　全肝摘出标本

Double IVC 吻合①　　　　在同源肝移植中,有 4 根肝静脉 RHV(图 16-a)、iRHV(b)、V8(c)、V5(d)
需要与同种异体血管分别吻合,然后使用血管侧夹钳建立双下腔静脉(图 17)。
受体下腔静脉和同种异体血管纵向切开 6cm,用 6-0 prolene 从右侧连续缝合,然
后将移植肝倒向右侧,左侧连续缝合(图 18)。

Double IVC 吻合②　　　　在双下腔静脉吻合后,用血管钳夹住 MHV、RHV、iRHV 重建部,解除受体下
腔静脉夹钳,解除移植静脉夹钳,确认门静脉脱血(图 19)。

图 16　Double IVC 法重建

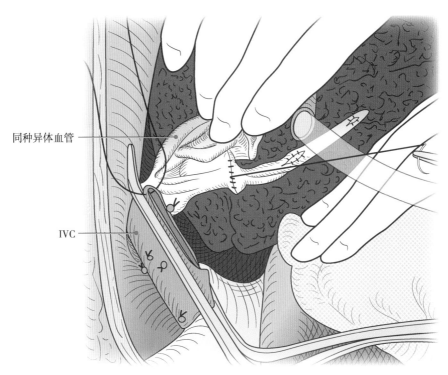

同种异体血管

IVC

图 17　IVC 和异体血管吻合

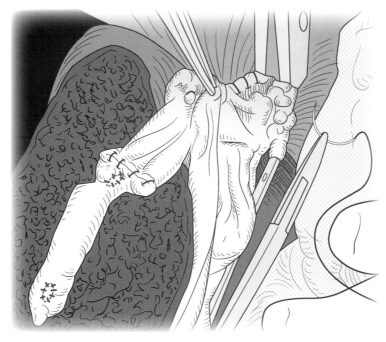

图 18　移植肝左侧侧缘吻合

门静脉和肝动脉吻合　　将受体 RPV 和移植肝 RPV 进行吻合。后壁两根线、前壁一根线牵拉悬吊，后壁连续缝合（图 20）。吻合最后预留 10mm 生长因子。术中 US 超声确认门静脉血流。动脉吻合在显微镜下进行，本例中，由于受体右前、右后支分支部比供体口径细，所以将受体动脉侧切后行 RHA 端端吻合，在动脉吻合后，术中 B 超确认肝动脉和门静脉血流。

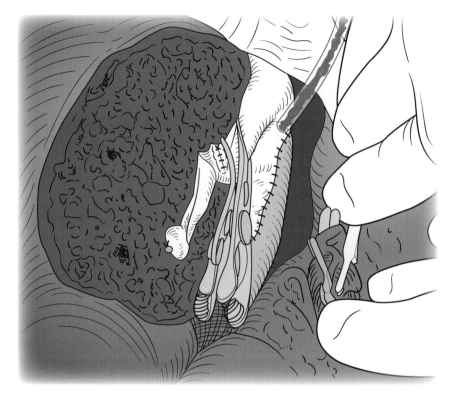

图 19 门静脉脱血

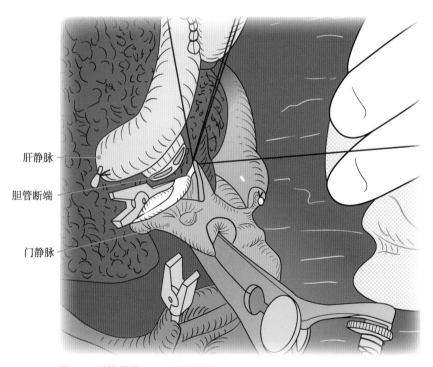

肝静脉 ————

胆管断端 ————

门静脉 ————

图 20 受体供体 RPV 端端吻合

胆管吻合　　　　　　　胆道重建通过胆管 - 胆管吻合进行,在本例中,由于跨动脉腹侧吻合压迫动脉,行肝动脉背侧吻合(图 21)。胆道外引流(图 22)。

关腹　　　　　　　从受体胆囊管植入营养管并导入十二指肠。彻底止血,冲洗腹腔,B 超确认各血管血流情况。在 Winslow 孔、右膈下、胸腔放置引流管,手术结束(图 23)。

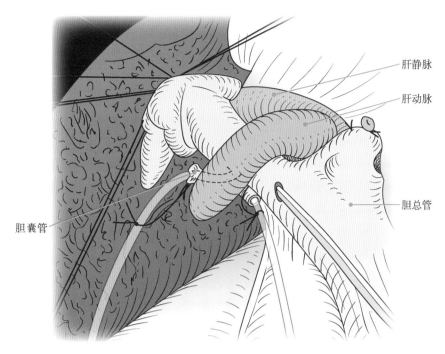

肝静脉

肝动脉

胆总管

胆囊管

图 21　胆管 - 胆管端端吻合

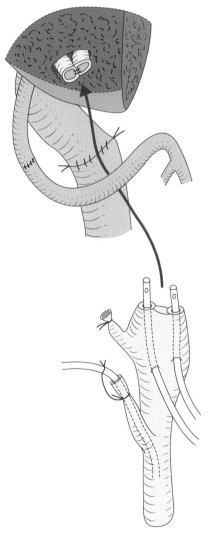

图 22　胆道引流及造瘘

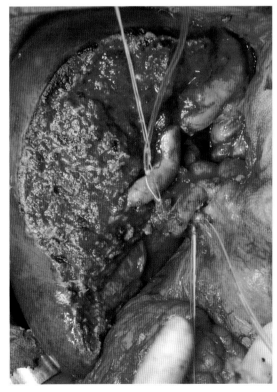

图 23　手术结束术野

C. 博洛尼亚大学手术：全肝移植

博洛尼亚大学脑死亡全肝移植

博洛尼亚大学位于意大利东北部埃米利亚罗马尼亚州,以世界最古老的大学(创立于 1088 年) 而闻名。笔者在博洛尼亚大学的医学部附属 Sant' Orsola 医院留学(图 A)。该大学因进行了世界上 第一次人体解剖而闻名(图 B)。

Pinna 教授和 Grazi 教授(图 C)率领的肝脏外科团队,每年进行约 100 例的全肝移植,在意大利 仅次于米兰大学,以第 2 位的移植数而自豪。另外,还进行分割肝移植、活体肝移植、小肠移植等多脏 器的脏器移植。

脑死亡肝移植的过程是①供体肝摘除、②移植肝处理、③受体肝移植 3 个阶段。博洛尼亚大学的 特征是,几乎所有的肝移植都是用将受体肝静脉和移植下腔静脉吻合的"背驮式"方法进行的。由于 动脉吻合是直线化的,将移植肝固有动脉和受体肝总动脉在放大镜下吻合,移植后的受体的短期、长 期成绩非常良好。本项显示高山参与的全肝移植中的博洛尼亚大学。

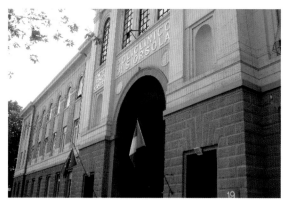
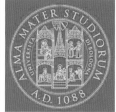

图 A　博洛尼亚大学 Sant'Orsola 医院和大学的校徽

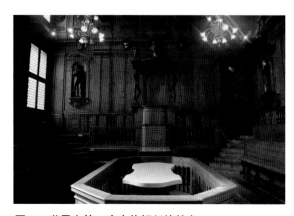
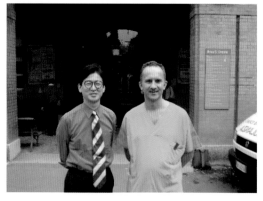

图 B　世界上第一次人体解剖的教室　　　　图 C　移植外科病房前的作者(和 Grazi 教授一起)

供 肝 取 出

供肝处理

血管处理

开腹时，从剑突到耻骨正中切开，开胸露出心包，然后，进行肝活检

【处理顺序】（图 1 ）

①肠系膜下动脉结扎。

②胃十二指肠动脉（ ②-1 ）、胃左动脉（ ②-2 ）、脾动脉（ ②-3 ）结扎。

③腹主动脉分叉部位的结扎与插管。

④肠系膜下静脉插管。

⑤腹主动脉肝上部截断。

右心房切开和肝灌洗

如果移植物的脂肪化未达到 40%，则切除肝脏，切断腹主动脉全段，切开右心房脱血，灌注液从主动脉灌注 6L，从肠系膜下静脉灌注 1L（图 2 ）。

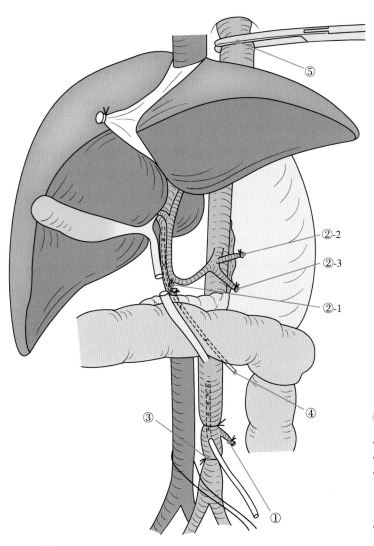

图 1　前置处理

腹主动脉与心脏灌流

- 腹主动脉→肝动脉→肝 ⎯⎯⎯⎯⎯
- 肠系膜上动脉→肠系膜上静脉→门静脉→肝→
- 肾动脉→肾→肾静脉 ⎯⎯⎯⎯⎯⎯

下腔静脉

肠系膜下静脉与灌流

- 肠系膜下静脉→门静脉→肝 ⎯⎯⎯⎯

图 2　肝灌流（ 2 方向灌流 ）

供体肝全摘

血管处理

灌流后,以下顺序离断管道,摘出全肝。

【处理顺序】(图 3)

①胃十二指肠动脉离断。

②肠系膜上静脉插管。

③胃左动脉,脾动脉,肠系膜上动脉离断。

④腹主动脉离断。

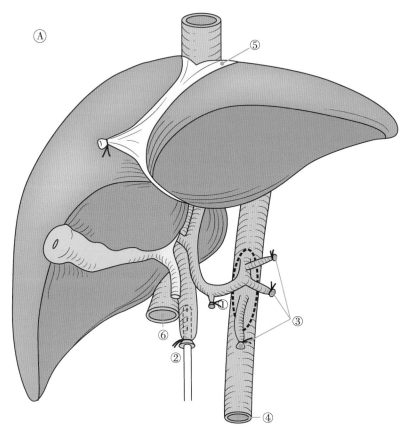

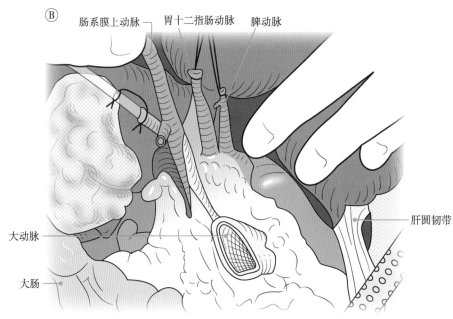

肠系膜上动脉　胃十二指肠动脉　脾动脉

肝圆韧带

大动脉

大肠

图 3　供体肝全摘前(A)全摘后(B)

⑤IVC 膈肌处离断。

⑥肝下 IVC 离断。

⑦肝摘出。

准 备 工 作

移植准备　从供者身上取出全肝后,立即送至移植处理处,处理如图。

在后台,仔细地从重建用的血管群中取出不必要的组织。

①IVC,②门静脉,③动脉,④胆管剥离(图 4)。

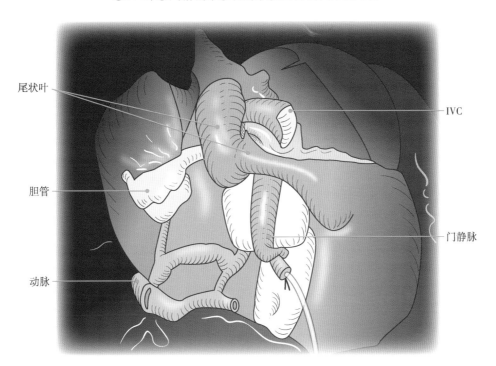

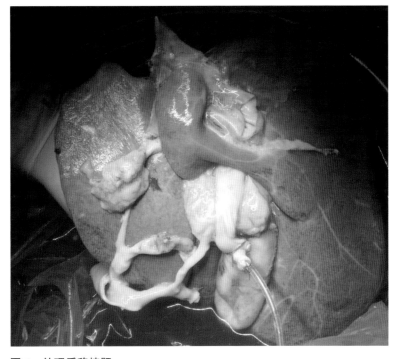

图 4　处理后移植肝

受 体 手 术

受体全肝摘出

受体管道顺序离断,全肝摘出(图 5)。

①胆总管靠近肝侧结扎离断。

②肝动脉靠近肝侧分别结扎离断左右肝动脉。

③保留肝十二指肠韧带并分离门静脉。

④靠近肝侧结扎离断门静脉。

⑤全肝摘出后,夹闭三根肝静脉。

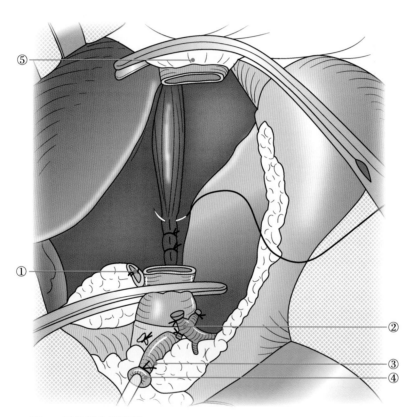

图 5 受体肝全摘出后

肝静脉成形

　　将流入 IVC 的 3 条主要肝静脉 RHV、MHV、LHV 之间的隔膜切开,一孔化即可得到较大的吻合口(图 6A)。将三肝静脉的两个隔膜切开,加上间断的外翻缝合(图 6B)可避免即将到来的狭窄。

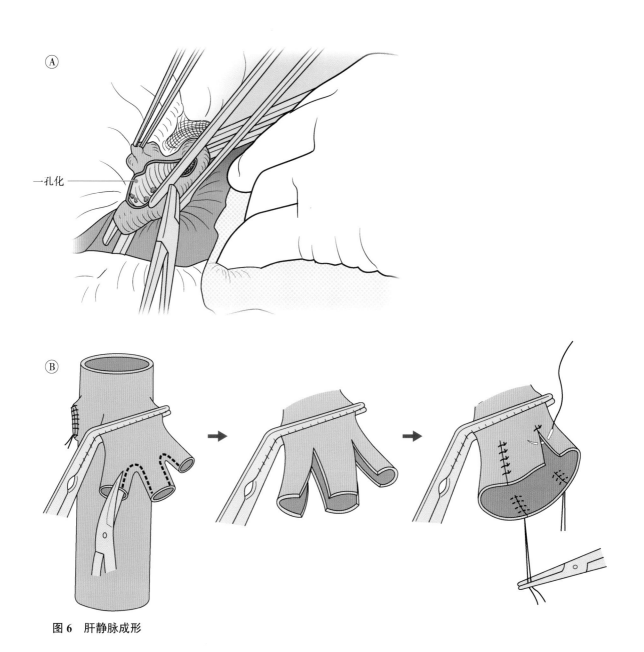

图 6　肝静脉成形

肝静脉重建　　　　　将单孔化的肝静脉与移植 IVC 进行连续吻合。

①将 IVC 两端缝以 3-0 Prolene（图 7A 左）。

②IVC 后壁内侧反折褥式缝合（图 7A 右）。

③前壁连续缝合（图 7B）。

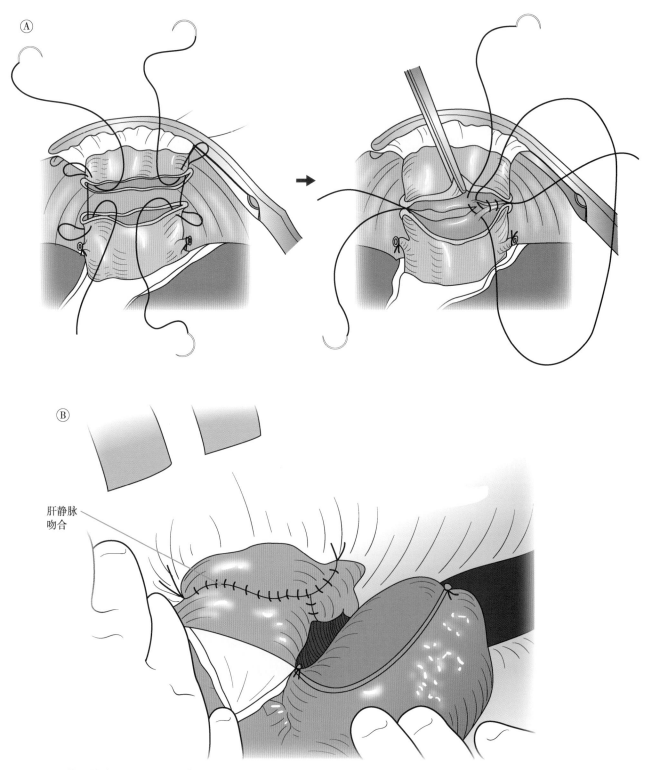

肝静脉
吻合

图 7　受体肝静脉与移植 IVC 吻合

门静脉再建　　　　　　　　受体门静脉和移植门静脉端连续吻合,将移植门静脉在适合吻合的位置楔状切开(图 **8A** 左),与受体门静脉用 6-0 Prolene 线缝合,再用 Prolene 线在切断移植门静脉剩余部之前施加 1 针(图 **8A** 右),用反折褥式连续缝合,留好生长因子后进行结扎(图 **8B**)。

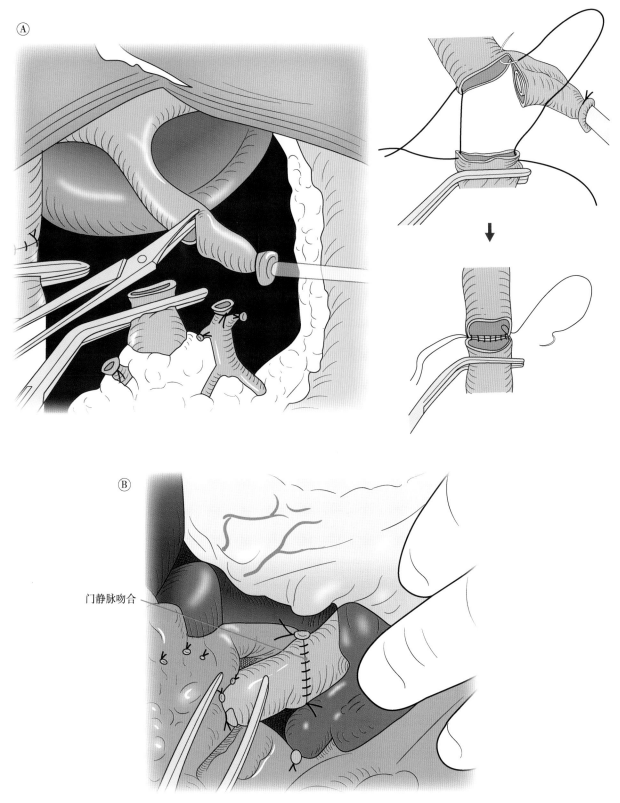

图 8　受体门静脉和移植门静脉吻合

"背驮式"

肝静脉的重建是用 3-0 Prolene 将受体 IVC 和移植肝静脉简单地吻合(背驮式)。与传统的方法不同,通过保存受体肝部 IVC,可以省略静脉-静脉旁路,手术时间短,能够缩短热缺血时间。肝静脉吻合后,夹住受体肝静脉的吻合部近心侧(图 9A),门静脉吻合后解除门静脉阻断,使残留的灌流液从移植物的肾上 IVC 排出,充分流出后用器械吻合,封闭该部(图 9B)。

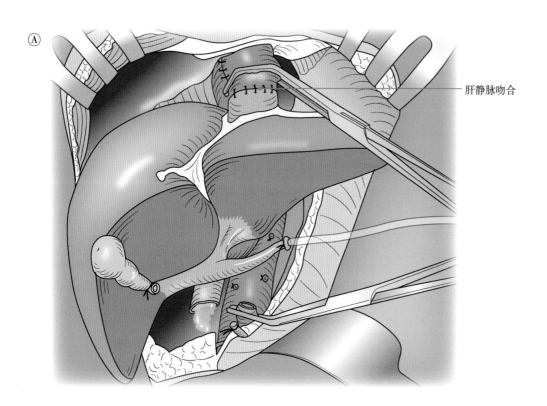

肝静脉吻合

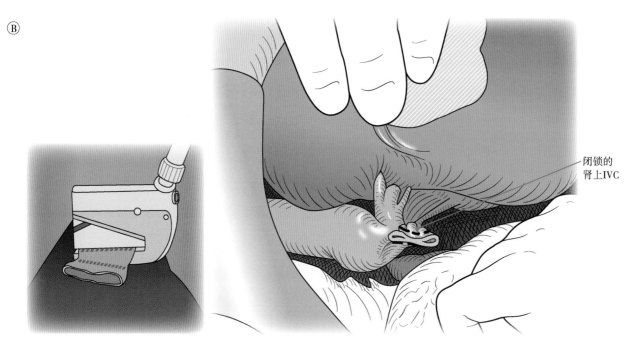

闭锁的
肾上IVC

图 9 受体 IVC 和移植肝静脉吻合

肝动脉重建　　　　　　　为了确保肝动脉的吻合直径,在受体侧采用胃十二指肠和肝固有动脉分叉处分支补片法,在供体侧如果也采用分支补片法,吻合后动脉有时会弯曲,因此为了使吻合直线化,供体侧不使用分支补片法,在与受体动脉口径匹配的位置切断(图 10A)。

在放大镜下,用 7-0 Prolene 连续缝合肝动脉,进行端端吻合(图 10B)。

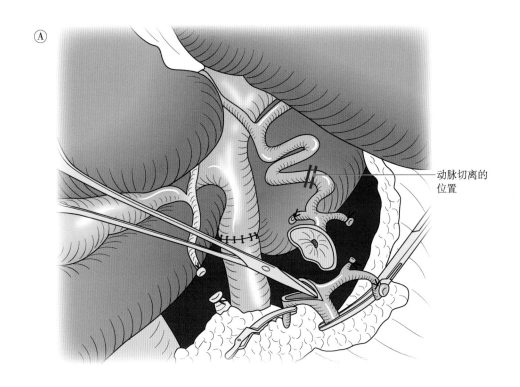

动脉切离的
位置

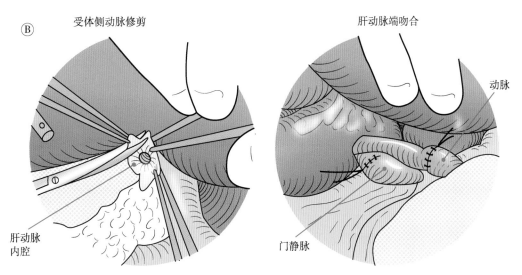

受体侧动脉修剪

肝动脉端吻合

动脉

肝动脉
内腔

门静脉

图 10　受体肝动脉和移植肝动脉吻合

胆管再建　　　　　　　　　供体、受体均不留下胆囊管,精心修剪胆总管(图 11A)。胆管 - 胆管吻合通过 6-0 PDS 连续缝合进行。在前壁缝合结束前插入 T 管,在受体侧胆总管右侧引出 T 管后,结束胆管的前壁缝合(图 11B)。

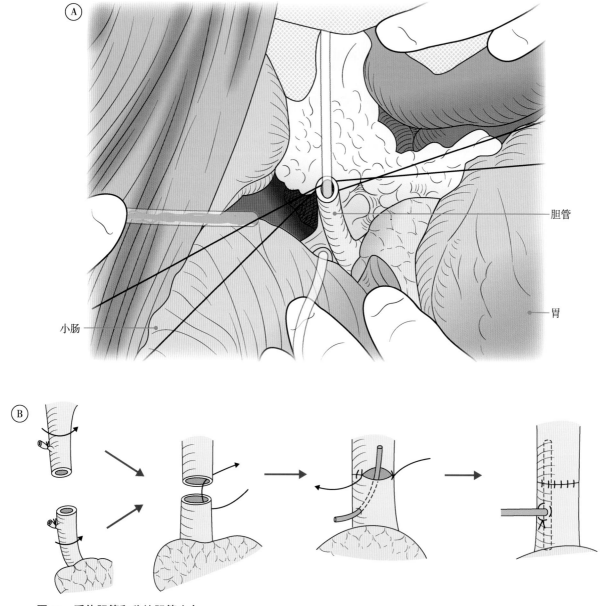

图 11　受体胆管和移植胆管吻合

移植完成　　　　　　　肝移植后用术中超声确认肝脏血流,仔细观察止血约 1h,关腹(图 12A)在胆管吻合背侧、右膈下放置引流管,T 管经右侧腹部直线引出(图 12B)。

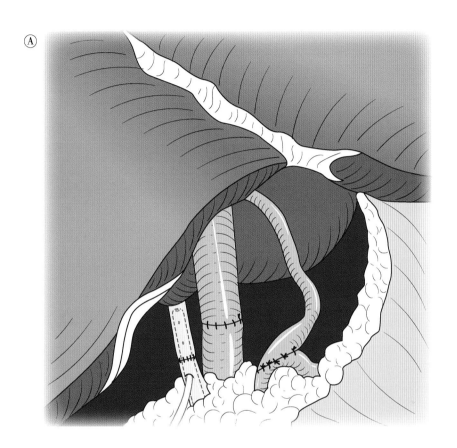

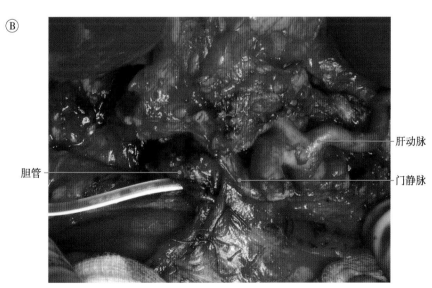

胆管

肝动脉

门静脉

图 12　全肝移植完成

博洛尼亚大学的全肝移植成绩

在 343 例博洛尼亚大学团队的肝移植患者中平均年龄为 53 岁（16~71 岁），原发性疾病为肝硬化（51%）、肝癌（29%）等，MELD 评分为 18（6~49），门静脉血栓为 17%，冷缺血时间为 400min（180~660min）。另一方面，供体平均年龄为 62 岁（12~93 岁），ICU 停留 2 天（1~29 天）。供体风险值为 1.65（0.94~2.44）等。移植成绩中，术后并发症Ⅲ~Ⅴ级为 41%，其细分为呼吸系统支持 41%、血液净化 14%、再开腹 9%、再移植 7% 等，中位住院天数为 16 天（1~369 天），90 天内死亡率为 6%。术后生存率（图 13），中位观察时间 32 个月（0~76 个月），感染阴性组的 1 年生存率为 89%、3 年 84%、5 年 81%。

另一方面，感染阳性组 84 例，依次为 88%、86%、86%，两组间无显著性差异（*P*=0.81）。在博洛尼亚大学的全肝移植中，大多是在邻近州的其他医院夜里从供体那里摘除肝脏，带着移植物在清晨返回大学。在脏器到达之前，剥离所有与受体移植有关的血管，这个工作需要 2h 左右。移植物的移植本身只需要 3h 左右，止血需要 1h 左右仔细确认。术后，ICU 主要由麻醉医师管理，如果没有大的并发症的话，通常 2 周左右就可以出院。与以活体肝移植为主体的日本相比，在欧洲的全肝移植是极其定型的手术。

1) Bertuzzo VR, Giannella M, Cucchetti A, et al: Impact of preoperative infection on outcome after liver transplantation. Br J Surg **104**: e172-e181, 2017

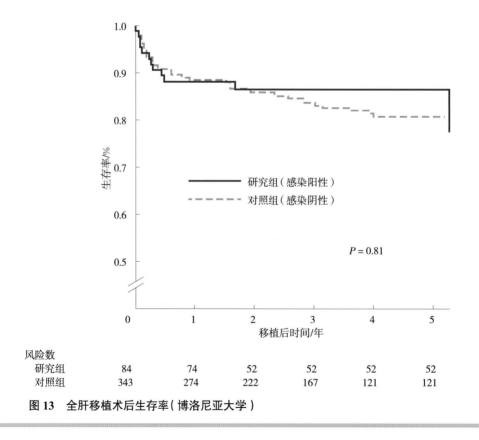

图 13　全肝移植术后生存率（博洛尼亚大学）

（崔云龙、唐浩文 译，储开建 校）

主 编 简 介

高山忠利

简历

1980 年　日本大学医学部毕业（获日本大学校长奖）

1984 年　日本大学研究生院医学研究科外科学结业

1989 年　国立癌症中心中央医院外科　医生

1996 年　东京大学医学部肝胆胰移植外科学助理教授

2001 年　日本大学医学部消化器官外科　主任　教授

2014 年　日本大学医学部长

2021 年　日本大学专职副校长

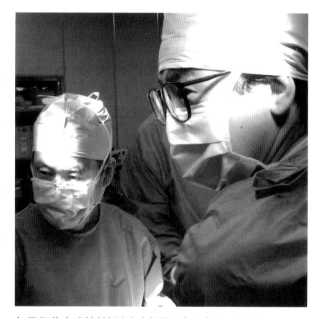

与恩师幕内雅敏教授（左）（国立癌症中心，1988）

获奖

2001 年　第 5 届日本肝脏学会·织田奖

2002 年　平成 13 年度东京都医师会·医学研究奖

2016 年　第 6 届日本消化外科学会·手术奖

2017 年　G.B.Ong's Award, Asian Surgical Association

学会兼职

国际外科医师学会理事，亚洲外科学会会长，日本外科感染疾病学会理事，手术技术研究会会长，日本临床外科学会常任干事，日本肝癌研究会干事，等等。

代表论文

1）Takayama T, et al：Malignant transformation of adenomatous hyperplasia to hepatocellular carcinoma. Lancet 336：1150-1153, 1990

2）Takayama T, et al：Intrapancreatic accessory spleen. Lancet 344：957-958, 1994

3）Takayama T, et al：High dorsal resection of the liver. J Am Coll Surg 179：72-75, 1994

4）Takayama T, et al：Adoptive immunotherapy to lower postsurgical recurrence rates of hepatocellular carcinoma：a randomised trial. Lancet 356：802-807, 2000

5）Totoki Y，Takayama T，et al：Trans-ancestry mutational landscape of hepatocellular carcinoma genomes. Nat Genet 46：1267-1273，2014

6）Bruix J，Takayama T，et al：Adjuvant sorafenib for hepatocellular carcinoma after resection or ablation（STORM）：a phase 3，randomised，double-blind，placebo-controlled trial. Lancet Oncol 16：1344-1354，2015

7）Takayama T，et al：Prognostic grade for resecting hepatocellular carcinoma：multicentre retrospective study. Br J Surg 108：412418，2021

8）Takayama T，et al：Algorithm for resecting hepatocellular carcinoma in the caudate lobe. Ann Surg 273：e222-229，2021

主要媒体报道

医院实力（读卖新闻）:肝癌手术数排行榜连续 12 年全国第一（2008—2019 年）

2012 年 NHK 电视台:《电视剧 10：初恋》医学顾问（以高山为原型的肝脏外科医生为主人公的电视剧）

2015 年 NHK 电视台:《专业工作的流派——迂回才是最好的捷径》

2016 年 TBS 电视台:《希波克拉底誓言》

2019 年朝日电视台:《名医之极》

2019 年东京电视台:《找到主治医生的诊所》

（王志刚　译，刘东明　校）

10